*EM*Lösungen
›Verdauung
leicht gemacht

Möglichkeiten und Grenzen
der Effektiven Mikroorganismen

tosa

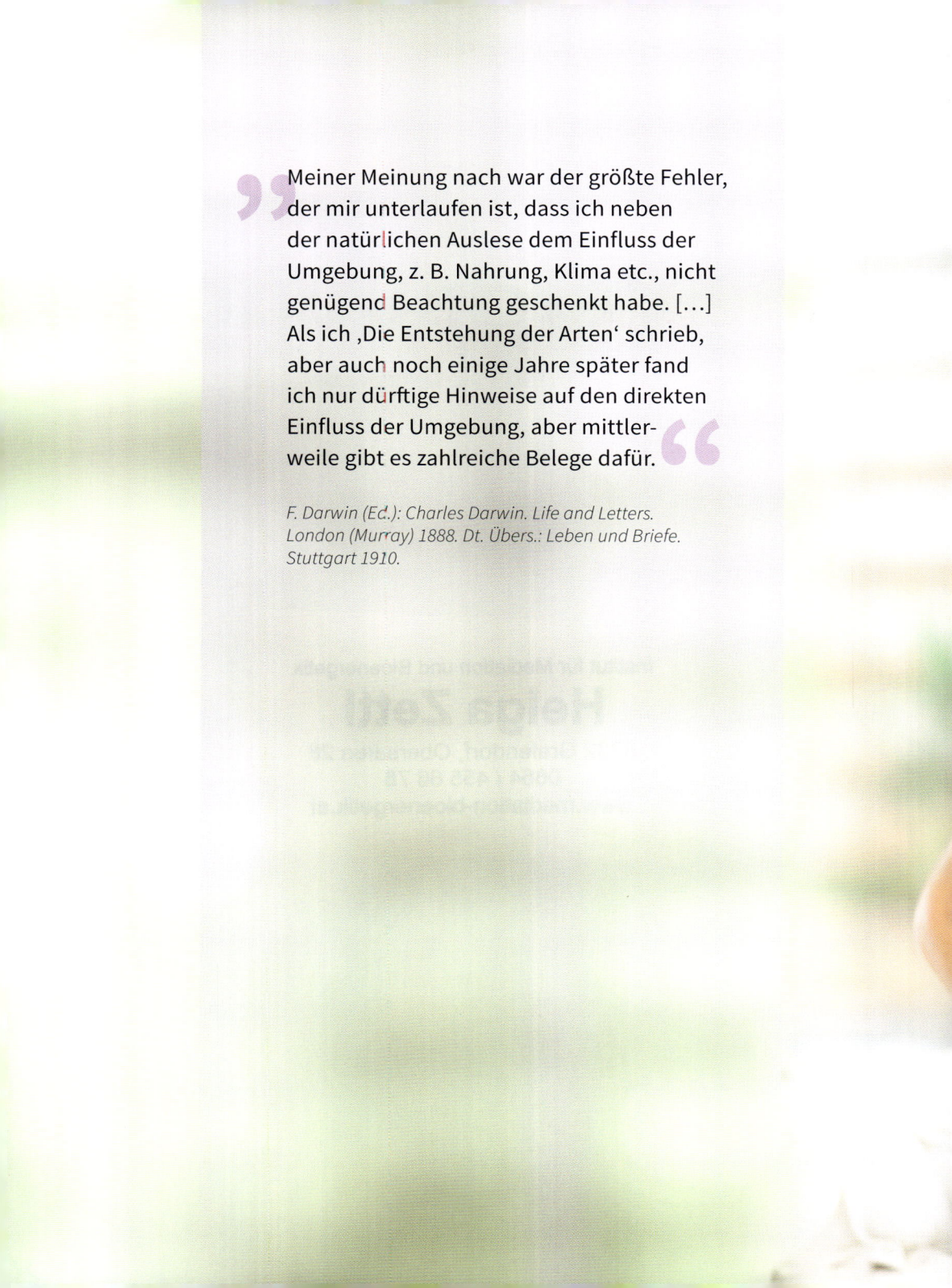

„Meiner Meinung nach war der größte Fehler, der mir unterlaufen ist, dass ich neben der natürlichen Auslese dem Einfluss der Umgebung, z. B. Nahrung, Klima etc., nicht genügend Beachtung geschenkt habe. […] Als ich ‚Die Entstehung der Arten' schrieb, aber auch noch einige Jahre später fand ich nur dürftige Hinweise auf den direkten Einfluss der Umgebung, aber mittlerweile gibt es zahlreiche Belege dafür.“

F. Darwin (Ed.): Charles Darwin. Life and Letters. London (Murray) 1888. Dt. Übers.: Leben und Briefe. Stuttgart 1910.

Ernst Hammes & Gisela v. d. Höövel

EMLösungen
Verdauung
leicht gemacht

Möglichkeiten und
Grenzen der Effektiven
Mikroorganismen

Mit den Beiträgen:
Der Darm – Wurzel unseres Körpers
Albert Hesse, Heil- und Chiropraktiker
Ralf Meyer, Heilpraktiker

**Prozessorientierte Therapie –
Stützung des Immunsystems**
Heilpraktiker und EM-Berater
Albert Nüchel

Inhalt

Vorwort

Verdauung ist die Grundlage des Lebens. Aus Lebensmitteln gehen dabei Stoffe und Energie in den Menschen über. Der Wurm verdaut, das Pferd und auch das Huhn! Also ist „Verdauen" ein Kennzeichen für das Leben an sich. Auffällig ist, dass immer ein Biotop Vorleistungen erbringt, damit ein nächstes Wesen leben kann: Gras für's Pferd, Getreide, Hähnchen und Gemüse für den Menschen, Mäuse für die Katze, Getreidekörner für die Mäuse und so weiter. Alle Lebewesen sind auf der Welt aufeinander angewiesen, weil wir alle zusammen diesen schönen Planeten Erde nutzen und ein jeder dort seine Rolle zu spielen hat. Tiere und Pflanzen haben es da einfach. Sie nehmen das, was für ihre Art richtig ist, in Anspruch. Wir Menschen haben es schwer, weil wir nicht mehr wissen, was für unsere Art gut ist. Dafür haben wir jede Menge Spezialisten, Ärzte, Ernährungsberater, Werbeleute, die uns sagen, was für uns gut sein könnte.

Ein jeder ist aber seines Glückes Schmied, wie der Volksmund sagt. Wenn Sie einer Empfehlung folgen, die Ihnen schadet, haben Sie die Last, nicht der, der Ihnen den unvollständigen Rat gab. Deswegen versuchen wir in „Verdauung leicht gemacht" Ihnen Anregungen zu geben, die Grundsätze des Lebens zu erkennen und danach Ihr Leben auszurichten.

Dabei greifen wir auf die neusten wissenschaftlichen Erkenntnisse zurück, die oft das „alte" Wissen nur neu beschreiben: Der Tod liegt im Darm, sagte schon Paracelsus. Er erkannte, dass dort die zentrale Kraft unseres Immunsystems liegt. Wir zeigen Ihnen, wie Sie dieses pflegen und fördern können. Und das ist einfach, wie alle das Leben fördernde Möglichkeiten in der Natur vorgegeben und frei verfügbar sind.

Wir selbst haben die Welt der Mikroben im Fokus. Unsere Freunde nehmen eine etwas andere Position ein. Albert Hesse ist ein Spezialist für Nahrungsergänzungsmittel und erläutert, warum und wie diese helfen können, sagt aber auch ganz klar, was Sie essen sollten und was nicht. Albert Nüchel hat als Heilpraktiker viele Patienten, deren physiologische Grundordnung gestört ist. Er kombiniert verschiedene Heilverfahren und kann so vielen Menschen helfen. Sein Wahlspruch: Leben ist Bewegung, also bewegen Sie sich!

Keiner von uns erhebt den Anspruch, alles zu wissen. Wir versuchen mit mög ichst viel Sachkenntnis und Liebe auf das Leben zu schauen und unseren Mitmenschen mitzuteilen, dass gut leben eigentlich einfach ist.

Lassen Sie es sich gut gehen, wünschen Ihnen

Ernst Hammes
Gisela van den Höövel

EMLösungen

Schwache Gesundheit geerbt?

Seit Darwins Theorie von der Entwicklung der Arten die beherrschende wissenschaftliche Lehre wurde, sind unsere wissenschaftlichen und tagtäglichen Gedanken über die Prozesse des Lebens weitgehend auf genetische Festlegungen ausgerichtet. Jedes Lebewesen führt nach dieser Betrachtungsweise seinen eigenen Kampf ums Dasein. Nur der Durchsetzungsfähige überlebt. Die Möglichkeit zu kooperativer Lebensbewältigung und Problemlösung, wie sie auch von Zeitgenossen Darwins gelehrt wurde, wird heute fast nur in der Pädagogik thematisiert. Auch in dieser Disziplin werden Denkmuster bevorzugt, die eine genetische Veranlagung als prägend für die Lebensgestaltung ansehen. Spätestens seit 1953 James Watson und Francis Crick die Doppelhelix als biologische Struktur des DNA-Moleküls nachgewiesen haben, ließen sehr viele Wissenschaftler Umwelteinflüsse in ihrer unendlichen Vielfalt als nicht berechenbare Größen außer Acht. Der Darwinismus bestimmte die Denkmuster. Diese Einstellung prägte nicht nur die wissenschaftliche

Entwicklung, sondern auch unser tägliches Denken. Könnte es sein, dass wir mit der These Darwins anders umgehen sollten und uns damit einen weiteren Erkenntnisweg zur Natur öffnen würden?

Millionen von Menschen halten eine schwache Gesundheit für ein Erbe der Eltern. Das schwache Herz sei geerbt, meinen viele und beachten nicht die zahlreichen Umwelteinflüsse. Mentale, psychische und emotionale Aspekte finden vor allem in der psychosomatischen Medizin besondere Beachtung. So kann es kommen, dass Kinder, die einen größeren Bewegungsbedarf haben, als ihn die Umgebung zulässt, mit Medikamenten an die nicht optimale Umgebung angepasst werden.

Störungen und Bedürfnisse der geschilderten Art seien angeboren, festgelegt, unveränderbar und deswegen nicht behebbar, also zu bekämpfende Krankheiten. Dabei waren Einstein, Beethoven, Goethe und viele andere überaus kreative Menschen früher einmal unbequeme

Kinder. Man könnte auch einen aufwendigeren Weg gehen, indem man versucht, die Umwelt den Kindern anzupassen statt Körper, Geist und Seele eines Kindes der nicht kindgerechten Umwelt.

Zweifellos gibt es vererbbare Krankheiten wie Huntington-Chorea oder Mukoviszidose. Aber die trifft man bei weniger als zwei Prozent der Bevölkerung an. Auch gibt es ein Brustkrebsgen. Aber weniger als 5 % der Fälle von Brustkrebs haben dieses Gen. Der überwiegende Teil der modernen Geißeln der Menschheit resultiert aus unserer modernen Lebensweise. Allergien zum Beispiel sind die Folge von gestörten Autoimmunprozessen, die wegen unserer Art zu leben aus dem Ruder laufen.

Es gibt eine fast unüberschaubare Anzahl von Veröffentlichungen, die anmahnen, das Leben ganzheitlicher zu betrachten. Diese Forderung ist zwar einleuchtend, findet aber in der wissenschaftlichen Diskussion noch zu wenig Beachtung. Wahr sei, so glaubt man überwiegend, was sich in einer statistischen Analyse mit einer Wahrscheinlichkeit von 95 % oder mehr errechnen lasse. Man vergisst dabei gerne, dass die

meisten Berechnungen *ceteris paribus*, also unter Veränderung einiger weniger Einflussfaktoren, modellhaft erstellt wurden. Man bestimmt also vor dem Experiment, was sich verändern darf, und schließt damit die offensichtliche Vielfalt des Lebens aus. Heute wissen wir, dass Natur als Netzwerk reagiert und dass Veränderungen an einem Knotenpunkt zu Veränderungen an Stellen führen, die wir nicht erwartet haben. So wird die Möglichkeit der gezielten Einflussnahme zum Beispiel durch homöopathische Heilmittel auf die Gesundheit weniger geachtet, weil man davon ausgeht, dass deren Einfluss im Netzwerk des Lebens nicht berechenbar sei. Bezieht man neuere Erkenntnisse aus der Physik ein und verändert die Sicht auf das Atom vom alten Bohr'schen Modell über die Heisenberg'sche Unschärfethese hin zur Erkenntnis Einsteins, dass alles nur Energie und damit Schwingung sei, dann erkennt man, dass Informationen einen Einfluss auf Materie haben. Aus der Perspektive der Physik Einsteins und den aktuellen Erkenntnissen der Atomphysik ergeben sich Modelle für die Wirkung von Informationen. Die oft mit homöopathischen Heilmitteln erzielten

Wirkungen, wenn Arzt und Patient die angemessene Sorgfalt und Sachkenntnis walten lassen, werden im wissenschaftlichen Umfeld nicht beachtet, weil sie mit den üblicherweise verwendeten Methoden nicht vorausgesagt werden können. Wäre es vielleicht sogar denkbar, dass eine positive Beurteilung nicht erwünscht ist? Bauern nutzen jedenfalls immer öfter und sehr erfolgreich homöopathische Heilmittel in ihren Tierbeständen und ersparen damit ihren

Immer mehr Bauern setzen homöopathische Heilmittel ein, weil sie gut wirken und wenig kosten. Und Rückstände gibt es auch nicht.

Tieren allopathische Medikamente und sich selbst große Geldausgaben.

In der heutigen medizinischen Forschung ist das sekundäre Immunsystem, das im Blut und an vielen Stellen des Körpers nachweisbar ist, in zunehmendem Maße Gegenstand von Untersuchungen geworden. Hier werden sehr spannende und kostenintensive Forschungen durchgeführt, um wirksame Medikamente zu entwickeln. Diese Forschungen geben uns immer neue Einblicke in die wunderbaren und effizienten Funktionen von Lebewesen.

Der primäre Teil des Immunsystems, der sich bekanntlich im Verdauungssystem befindet, wird nur wenig beachtet. Diverse Milchsäurekulturen oder probiotische Mittel werden zwar häufig und erfolgreich eingesetzt, aber eine der Bedeutung der Mikrobenflora im Darm angemessene Forschungstätigkeit ist den Autoren nicht bekannt. Heilmittel auf der Basis von Mikroben wurden sogar in einer Prüfung der Stiftung Warentest als nicht empfehlenswert bewertet, nicht weil sie nicht funktionierten, sondern weil keine abgesicherten Studien vorlägen. Welcher Mediziner denkt schon daran, dass die mikrobielle Besiedlung der Nahrungsmittel die mikrobielle Besiedlung des Darms bewirkt. Einige Fachleute wettern tatsächlich gegen die Ansicht, dass die Mikroben des Bodens in und auf den Lebensmitteln einen Einfluss auf das Verdauungssystem haben könnten. Die Magensäure würde ohnehin alle Mikroben abtöten, mutmaßen sie.

Die Hygienevorschriften im Lebensmittelhandel schließen auch

In zahlreichen Untersuchungen wurde nachgewiesen, dass Kinder von Bauernhöfen weniger Probleme mit Allergien haben. Die permanente Belastung mit vielen verschiedenen Umgebungskeimen trainiert das Immunsystem. Unsere Vorstellungen von Hygiene im Alltag sind sicherlich veränderungswürdig.

aus, dass ungewaschene Kartoffeln im Laden angeboten werden, weil die anhaftende Erde ein zu großes Risiko darstelle. Alle Kinder, die sich mit Freude die frischen kleinen und sehr süßen Möhren im Garten aus der Erde ziehen und sofort ungewaschen essen, würden mit einem unendlich hohen Risiko leben. Diejenigen, die so handeln, sind in aller Regel gesünder als jene, die sich dem Hygieneterror der letzten Jahre unterworfen haben.

Unsere Lebensmittel sind tatsächlich unsere Heilmittel, wenn sie entsprechend hergestellt und bearbeitet werden. Es ist erfreulich, dass immer mehr Informationen über die Wirkungsweisen von Multimikrobenpräparaten und über die Ernährung von Pflanzen veröffentlicht werden.

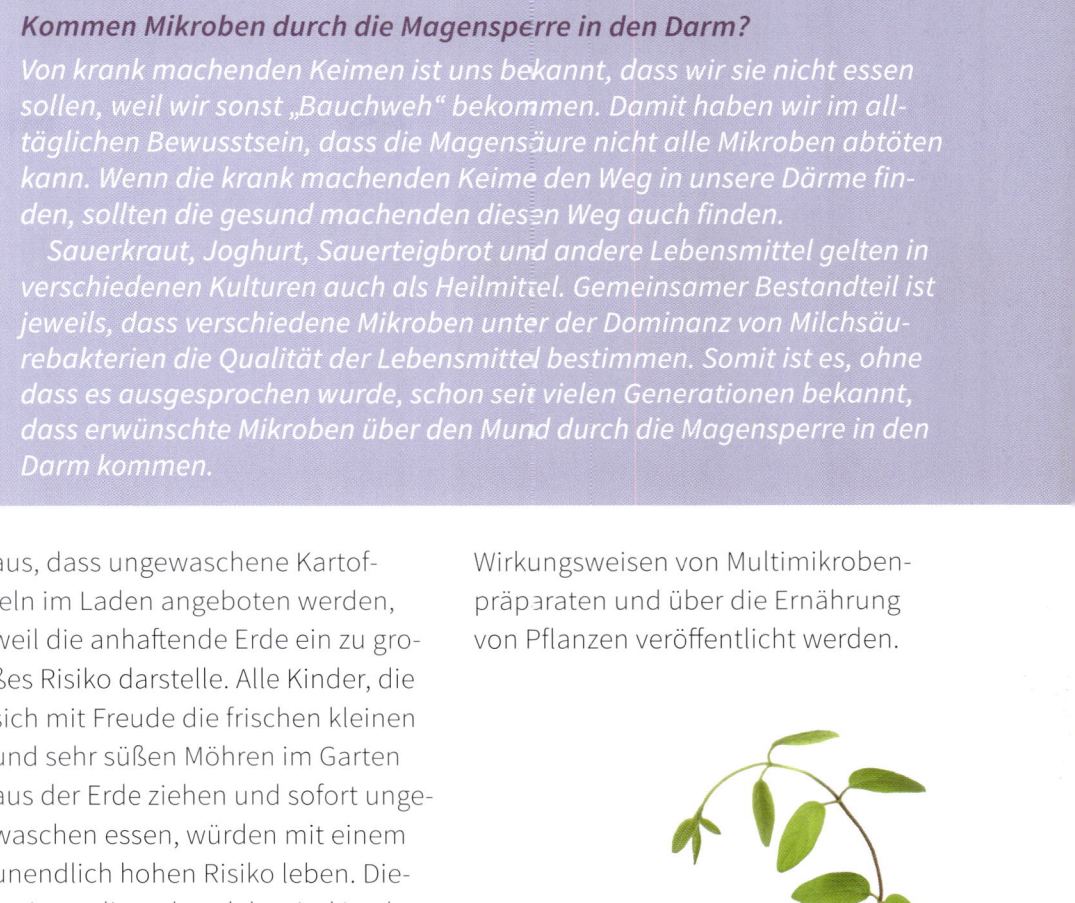

➤ Evolution ohne Kampf oder: Welche Erkenntnisse von Darwin zählen heute noch?

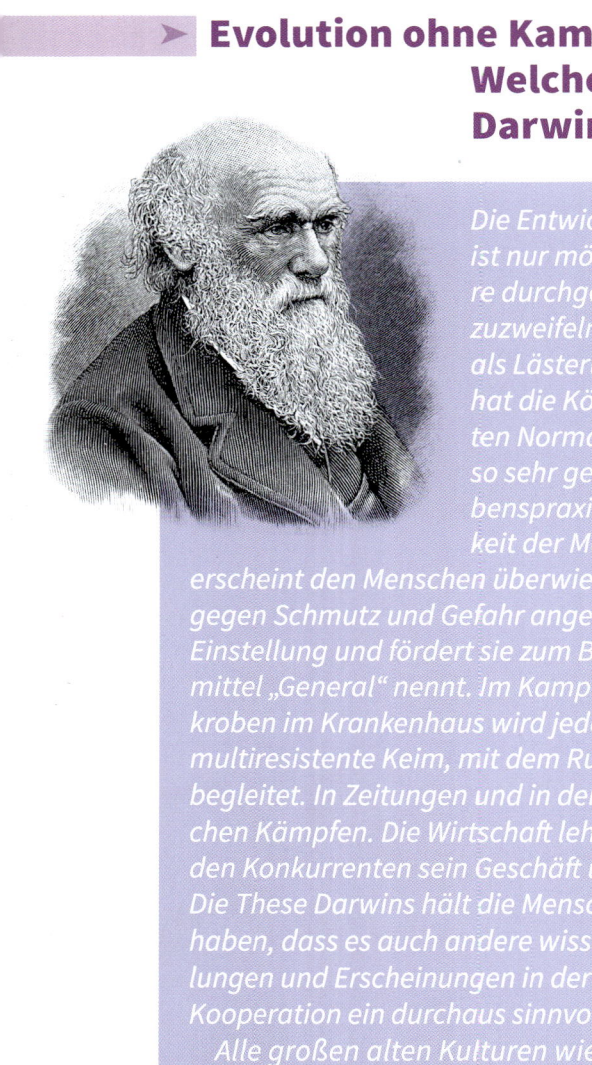

Die Entwicklung der Arten auf diesem Planeten ist nur möglich gewesen, weil sich der Stärkere durchgesetzt hat. Diesen Glaubenssatz anzuzweifeln gilt in der Öffentlichkeit schon fast als Lästerung. Die darwinistische Denkweise hat die Köpfe vieler Wissenschaftler, der meisten Normalbürger, aber auch die der Politiker so sehr geprägt, dass andere Thesen in der Lebenspraxis nur sehr schwer die Aufmerksamkeit der Menschen finden. Das tägliche Leben erscheint den Menschen überwiegend als Kampf. Täglich müssen sie gegen Schmutz und Gefahr angehen. In der Werbung nutzt man diese Einstellung und fördert sie zum Beispiel, indem man ein Reinigungsmittel „General" nennt. Im Kampf gegen Krankheiten und gegen Mikroben im Krankenhaus wird jede Niederlage, das heißt jeder neue multiresistente Keim, mit dem Ruf nach noch härteren Kampfmitteln begleitet. In Zeitungen und in den Nachrichten erfahren wir von solchen Kämpfen. Die Wirtschaft lehrt, dass man nur im Kampf gegen den Konkurrenten sein Geschäft und sein Einkommen absichern kann. Die These Darwins hält die Menschen so gefangen, dass sie verdrängt haben, dass es auch andere wissenschaftliche Thesen zu den Entwicklungen und Erscheinungen in der Natur gibt, die vermuten lassen, dass Kooperation ein durchaus sinnvoller Entwicklungsweg sein könnte.

Alle großen alten Kulturen wie die der Ägypter oder auch der Maya sind dadurch geprägt, dass durch Fortschritte in der Zusammenarbeit Überlegenheit gegenüber benachbarten Kulturen entsteht. Bewässerungssysteme, aber auch die Effektivität des Kämpfens, werden durch Zusammenarbeit und gegenseitiges Beachten effektiver. Kurzfristig siegt die Gewalt, langfristig die Kooperation.

Eine kooperative Lebensweise sei von größerem Erfolg gekrönt als eine konkurrierende, lehrt die Theorie der Unternehmensführung schon viele Jahre. Teamwork ist als Anforderung bekannt, jedoch anscheinend unendlich schwer in der Praxis umzusetzen. Aber nur im Team können heute etwa Klimaphänomene beschrieben werden, wenn man alle das Klima beeinflussenden Faktoren in den großen Datenverarbeitungsmodellen berücksichtigen will. Technische Innovation entstammt heute auch meistens der Arbeit im Team von vielen verschiedenen Individuen. Unternehmen lassen Manager in sportlich extremen Situationen lernen, dass Zusammenhalt und gegenseitige Rücksichtnahme Unternehmensziele schneller und kostengünstiger erreichen lassen. Die Autofirma *Volvo* lässt ihre hochwertigen Fahrzeuge seit über 30 Jahren von Teams zusammenbauen und liegt bei den Verkaufspreisen der Fabrikate deutlich unter denen anderer Hersteller mit vergleichbarer Qualität.

Eine andere These von der Entwicklung der Arten wurde 50 Jahre vor Darwin von dem französischen Biologen Jean-Baptiste de Lamarck vorgestellt.[1]

Lamarck vertritt in seinem Buch die These, dass das Tierreich das Ergebnis einer organischen Entwicklung sei. Seiner Meinung nach ist die Entwicklung der Arten das Ergebnis einer Anpassung an die Umwelt. So hätten sich für die vielen verschiedenen Lebensverhältnisse in Nischen jeweils spezifische Arten entwickeln können. Nur dadurch, dass sie sich nach den Bedingungen der Umgebung entwickelten, konnten sie selbst davon profitieren. Man kennt viele Arten, die von den Resten anderer Arten leben oder in Symbiose mit anderen Arten ihren Lebensraum nutzen. Lamarcks These wird von den Erkenntnissen der modernen Zellbiologie gestützt.

Probleme mit den Erkenntnissen Lamarcks hatte damals die Kirche. Man wollte nicht akzeptieren, dass die Krone der Schöpfung, der Mensch, aus niederen Lebensformen in kooperativem Zusammenwirken entstanden sei. Einen „Gegenbeweis"

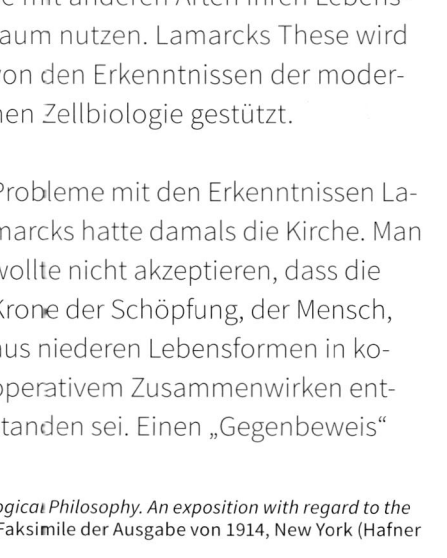

---

1   Jean-Baptiste de Monet, Chevalier de Lamarck: *Zoological Philosophy. An exposition with regard to the natural history of animals.* London (Macmillan) 1914. Faksimile der Ausgabe von 1914, New York (Hafner Publishing Co.) 1963.

erbrachte damals der deutsche Biologe August Weismann, der über 21 Generationen hinweg Mäusen die Schwänze abschnitt, und trotzdem wurde keine schwanzlose Maus geboren. Man war sich seinerzeit dessen nicht bewusst, dass eine Maus den Schwanz für die Fortbewegung und für das Gleichgewicht braucht. Deswegen ist es für die Natur unsinnig, solche Veränderungen erblich festzusetzen. Eher würden die Mäuse aussterben, könnte man sich vorstellen.

Dieses Mäuse-Experiment wurde dazu benutzt, Lamarck so zu verunglimpfen, dass seine These fast völlig vergessen wurde. Eine Rehabilitierung Lamarcks fasste der Evolutionswissenschaftler C. H. Weddington ins Auge.[2]

Er vermutet, dass Lamarck mit Absicht in den Schmutz gezogen wurde, damit sich die These von der genetischen Festlegung, der Unveränderbarkeit der Individuen und dem daraus resultierenden Kampf um Lebensraum, den *Darwin* beschreibt, fest in den Köpfen verankert. Inzwischen sehen viele Biologen, dass *Darwin* vielleicht doch nicht ganz recht gehabt hat, und Lamarck wird tatsächlich schrittweise rehabilitiert.

Man beobachtet, dass Kooperation bei der Erhaltung des Lebens auf der Welt eine wichtige Rolle spielt. Ein Einsiedlerkrebs zum Beispiel trägt auf seinem Rücken eine Seeanemone. Wenn nun ein Fisch den Einsiedlerkrebs fressen will, verschießt die Seeanemone kleine Giftpfeile, die dem Fisch Schmerzen zufügen. Der dreht ab und als „Dank" erhält die Seeanemone die Nahrungsreste des Krebses. Auch werden Waldpilze zunehmend als Helfer für Bäume erkannt.

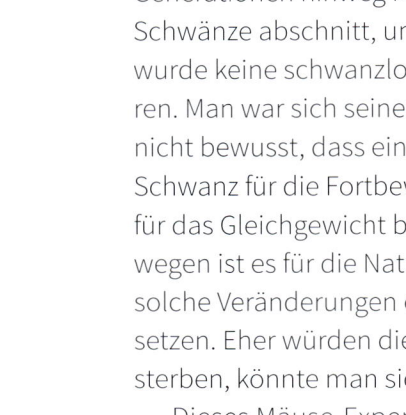

Einsiedlerkrebs mit Seeanemone auf dem Rücken

2 C. H. Weddington: *The Evolution of an Evolutionist*. Edinburgh 1975.

Die Erde – ein belasteter Superorganismus?

➤ **Kooperation** oder:
Warum die Gaia-Theorie stimmen könnte

Das heutige Verständnis der Biologen von Kooperation geht weit über die oben genannten Beispiele hinaus. In der angesehenen Zeitschrift *Science* beschreibt Edward Ruby[3] mit einigen Kollegen, dass sich viele Tiere gemeinsam entwickeln und sogar nur mit gleichartigen Mikroorganismen existieren können, weil sie diese für ihre gesunde Entwicklung brauchen.

Dieses Forschungsfeld ist relativ neu und wird als „System-Biologie" bezeichnet. In diesem Wissenschaftszweig wird die Forschung während der Lebensprozesse getätigt, nicht allein im Reagenzglas. Wird im Reagenzglas untersucht und werden mögliche Thesen erarbeitet, werden die Thesen wieder im lebendigen Prozess überprüft. Neuere Erkenntnisse der Genforschung zeigen sogar, dass größere Organismen ihre Gene nicht nur an ihre Nachkommen weitergeben, sondern auch mit den sie besiedelnden Organismen austauschen. Vor diesem Hintergrund sagte der Leiter des mikrobiellen Genomprogramms im US-Energieministerium im Jahre 2001, Daniel Drell, dass heute nicht mehr mit

---

3   E. Ruby, B. Henderson et al.: *We Get By with a Little Help from Our (Little) Friends*. In: Science (2004) 303: 1305–1307.

Sicherheit behauptet werden kann, was eine Art ist.[4]

Der Austausch von Genen zwischen den Arten scheint sinnvoll zu sein, weil sich so durch Umwelteinflüsse erlernte Eigenschaften schneller über die ganze Welt verbreiten und das Überleben vieler Arten sichern. Unter diesen Gesichtspunkten wird das Herumspielen an Genen von Tomaten, Raps, Mais und anderen Pflanzen in ein völlig anderes Licht gerückt. Die Gentechniker hatten sich die Entwicklung von hochresistenten Unkräutern einfach nicht vorstellen können.[5]

Nun wird immer deutlicher, dass alle Lebewesen über die mikrobielle Welt miteinander in Verbindung stehen. Sie tauschen ihre Lebenserfahrung zur Weiterentwicklung des Lebens auf dieser Welt offensichtlich zum beiderseitigen Nutzen aus.

James Lovelock brachte in seinem Buch *Die Biographie unseres Planeten* (1981) die Vorstellung der alten Griechen wieder in die wissenschaftliche Diskussion ein, dass die Erde gemeinsam mit allen sie besiedelnden Organismen eine Art Superorganismus bilde. Nur gemeinsam könnten die Lebewesen auf der Erde mit der Erde überleben. Zusammenfassend wird diese Ansicht „Gaia-Hypothese" genannt (*gaia* = Mutter Erde). Lovelock ist Chemiker, Mediziner und Biophysiker. Er entwickelte neben vielem anderen die Methoden, mit denen man heute die chlorierten Umweltgifte PBC und DDT auch in extrem geringen Mengen nachweisen kann. Schon 1974 wurde er Mitglied der Royal Society, erhielt mehrere Ehrendoktorwürden und 1997 den japanischen Blue Planet Prize, um nur einige seiner wissenschaftlichen Auszeichnungen zu nennen. Untersuchungen des britischen Natural Environment Research Council unterstützen die Gaia-These.

Die Wissenschaft weiß von fünf großen Ereignissen auf diesem Planeten, bei denen viele Arten vernichtet wurden. Sie wurden durch Einschläge von Kometen ausgelöst. Die sechste große Artenvernichtung findet zurzeit statt. Es sieht so aus, als ob eine Art von Säugern auf der Erde, die Menschen, für das

4   E. Pennisi: *Sequences Reveal Borrowed Genes.* In: Science (2001) 294: 1634–1635.

5   *L. J. Spencer and A. A. Snow: Fecundity of transgenic wild-crop hybrids of Cucurbita pepo (Cucurbitaceae): implications for crop-to-wild gene flow.* In: Heredity (2001) 86: 694–702.

Artensterben wesentlich mitverantwortlich sei, weil diese Art, der Mensch, in konkurrierender Denkweise zu viel Angst vor den natürlich ablaufenden Lebensprozessen hat.

Wer kann die Welt ernähren?

80 % der Lebensmittel dieser Welt stammen aus der Produktion von Kleinbauern. Sie nutzen die ihnen gehörenden Flächen sehr intensiv. In Thailand wurde in einem UN-Projekt ein „Mustergarten" entwickelt, aus dem auf 1200 Quadratmetern genug Lebensmittel inklusive tierischem Eiweiß für eine 4- bis 5-köpfige Familie erzeugt werden können. Zusätzlich fallen „überschüssige" Lebensmittel im Wert von 50 € pro Monat an, die auf dem Markt verkauft werden können. Wesentlicher Bestandteil dieses Gartens ist, dass alle Abfälle und Fäkalien auf dieser Fläche verwertet und wieder in Lebensmittel für Menschen oder Futter für Tiere umgewandelt werden. Diese Flächenintensität erreicht kein Großbauer. Haben die Menschen in den Entwicklungsländern Flächen, auf denen sie „Bauer" sein dürfen, haben sie genug zu essen, überwiegend auch Baumaterial und Grundmaterial für Kleidung [6].

Einen weiteren wichtigen Aspekt zum angemessenen Umgang mit der Welt liefert Lierre Keith mit Ihrem Buch „Ethisch essen mit Fleisch". Sie zeigt, wie in grauer Vorzeit Menschen als Jäger und Sammler sich von einigen tausend verschiedenen Pflanzen ernährten. Heute ernährt sich die „kult vierte" Menschheit nur noch von wenigen hundert Kulturpflanzen. Außerdem möge man beachten, dass weniger als ⅓ der Ercoberfläche landwirtschaftlich nutzbar sind. Davon sind ein sehr großer Teil Grasländereier, die dem Menschen nur über die Nutzung mit Grasfressern (Kuh, Ziege, Schaf, Kaninchen, Reh, Hase) zur Ernährung dienen können. So hat jede Spezies auf der Erde ihr Biotop, von dem sie lebt. Und jedes Biotop hat seine darauf spezialisierten Bewohner/Nutzer. Gleichzeitig ist fast jede Spezies auch Nahrung für eine andere Art. So tragen alle Biotope (Fluss, Wüste, Wald, Acker, Meer, Strandwiese) zur Belebung und Ernährung der Welt bei.

---

6   Siehe auch: Valentin Thurn, Stefan Kreuzberger, *Harte Kost: Wie unser Essen produziert wird – Auf der Suche nach Lösungen für die Ernährung der Welt.* Ludwig Buchverlag 2014, ISBN 978-3453280632.

➤ Die Sicht auf die Welt verändert sich

Ende der achtziger Jahre des vergangenen Jahrhunderts hatte sich die Wissenschaft das ehrgeizige Ziel gesetzt, alle menschlichen Gene zu katalogisieren. Ziel war es, alle Krankheiten zu besiegen. Es entstand das menschliche Genomprojekt, eine kooperative Zusammenarbeit vieler Wissenschaftler auf der ganzen Welt. Die Annahme, die dahinterstand, war, dass für die Herstellung der etwa 100 000 verschiedenen Proteine (Eiweißbausteine) im menschlichen Körper jeweils ein Gen verantwortlich sei. Zusätzlich, so hatte man errechnet, würde ein Mensch weitere 20 000 Gene brauchen, die Steuerungsfunktionen übernähmen. Nach dieser Annahme müsste ein Mensch etwa 120 000 verschiedene Gene besitzen.

Doch diese Hypothese konnte nicht bestätigt werden. Die Genforscher, die glaubten, die letzten Geheimnisse des Lebens aufdecken zu können, enttäuschten sich selbst. Sie erlebten einen wahrhaften Schock, weil sie nur etwa 25 000 verschiedene Gene finden konnten.[7]

---

[7]   E. Pennisi: *A Low Number Wins the Gene Sweep Pool.* In: Science (2003) 300: 1484. E. Pennisi: *Gene Counters Struggle to Get the Right Answer.* In: Science (2003) 301: 1040–1041.

Mehr als 80 % der vermuteten Gene waren nicht vorhanden. Die Annahme, dass jeweils ein Gen für ein Protein zuständig sei, erwies sich als unzutreffend. Damit löste sich auch die Theorie in Luft auf, dass das gesamte Leben genetisch vorherbestimmt sei. Gleichzeitig erwies sich damit der Gedanke als falsch, dass man alle biologisch fehlerhaften Prozesse und alle Krankheiten sehr einfach und effektiv gentechnisch in den Griff bekommen könne. Es gibt einfach nicht genügend Gene, um damit die unendliche Vielfalt und die Fehlsteuerungen des Lebens zu erklären. Dass diese Erkenntnisse noch nicht alle darwinistisch geprägten Wissenschaftler und auch noch nicht die meisten Menschen erreicht haben, dürfte nicht verwundern.

Der Schock, der die Genetiker getroffen hat, dürfte mit dem vergleichbar gewesen sein, den die von der kirchlichen Lehrmeinung geprägten Wissenschaftler im Jahre 1543 erlebten, als Nikolaus Kopernikus in seinem Hauptwerk *De revolutionibus orbium coelestium libri VI* beschrieb, dass nicht die Erde der Mittelpunkt des Universums sei. Die

Immanuel Kant

kirchlich geprägte Wissenschaft verlor damit ihre Grundlage und die Kirche ihren Unfehlbarkeitsanspruch für wissenschaftliche Aussagen. Die Menschen wollten aber weiterhin eine Autorität, die ihnen sagte, was wahr und was unwahr, was richtig oder falsch sei. So übernahm die Wissenschaft in wesentlichen Bereichen die Rolle der Kirche und viele moderne Menschen glauben heute, dass die Wissenschaft die Wahrheit sage. Mit der Wissenschaftsgläubigkeit setzten sich Philosophen seit Jean-Jacques Rousseau und Immanuel Kant bis hin zu Karl Popper auseinander. Nicht wenigen Menschen ist bewusst, dass Immanuel Kant in seiner *Kritik der reinen Vernunft* der

Wissenschaft die Aufgabe zuweist, sich der Wahrheit immer mehr anzunähern, ohne sie jedoch letztendlich zu erreichen. Diesen Überlegungen zufolge ist der Weg der Wissenschaft eine sich immer enger nach innen bewegende Spirale, die jedoch nie die Mittelachse erreicht.

Ohne die Erfahrungen über die Sinne, ohne das Fühlen, Tasten, Sehen, Hören und Riechen, was dazu führt, dass man Worte für die Beobachtungen in der Natur findet, komme man nicht an die Wahrheit heran. Die Erfahrung sei der Wahrheit immer näher als die Wissenschaft. Und viele heutige Wissenschaftler schätzen ihre Experimente höher ein als das, was sie sehen und an Lebenserfahrung haben. Erst das wiederholbare Experiment unter Ausschluss störender Einflüsse des Lebens gibt ihnen das Gefühl der Sicherheit, etwas zu wissen, sofern sich die Ergebnisse der Experimente darüber hinaus auch statistisch absichern lassen. Damit verlassen viele Wissenschaftler den Grundsatz, dass nur ein immerwährender Zweifel an der eigenen These zur Weiterentwicklung des Wissens führt. Nur so kann sich unser Wissensschatz erweitern und sich der tatsächlichen Realität annähern. Hätte sich Einstein mit dem Atommodell von Rutherford und Bohr zufriedengegeben, hätten wir vermutlich keine Raumfahrt und vielleicht auch keine Computer und Flachbildschirme.

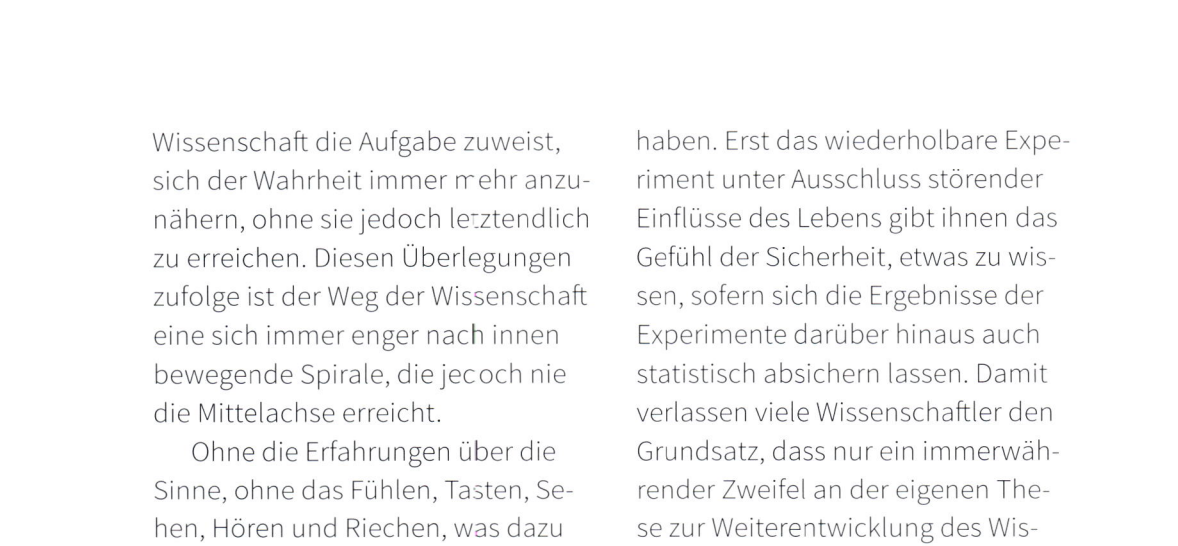

Viele Wissenschaftler halten nur die Ergebnisse steriler Forschung für verlässlich.

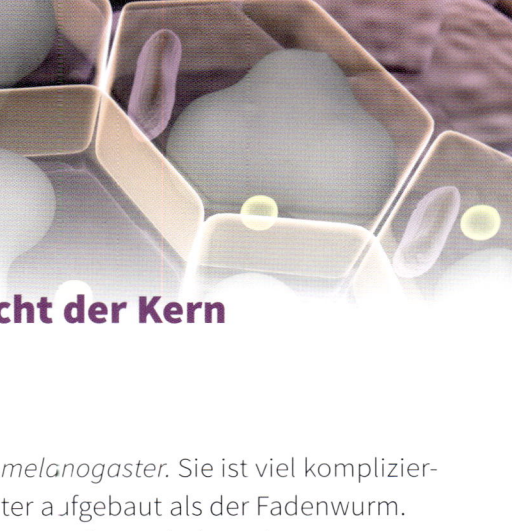

Die Zellmembran, nicht der Kern steuert die Zelle

Diese Erkenntnisse der Philosophen nutzen viele Naturwissenschaftler und forschen immer weiter. So verfasste der Genforscher Blaxter einen beachtenswerten Aufsatz mit dem Titel *Zwei Würmer sind besser als einer*.[8]

Er merkt an, dass der Fadenwurm *Caenorhabditis elegans* 24 000 verschiedene Gene hat. Das ganze Tier besteht aus exakt 969 Zellen mit einem einfachen Gehirn von genau 302 Zellen. Deswegen nutzen es die Genforscher so gerne. Und dieses einfache Tier hat gerade mal 1000 Gene weniger als ein Mensch. Menschen haben etwa 50 Billionen Zellen und viel umfangreichere Lebensäußerungen und Lebensfunktionen als der Fadenwurm.

Ein weiteres beliebtes Tier der Genforscher ist die Fruchtfliege *Drosophila melanogaster*. Sie ist viel komplizierter aufgebaut als der Fadenwurm. Diese Fliegen haben aber nur etwa 15 000 Gene, 9000 weniger als ein Fadenwurm. Mäuse dagegen könnten in unserem Ansehen steigen; denn Nagetiere und Menschen haben etwa gleich viele Gene.

Es dürfte nicht unwahrscheinlich sein, dass die Genforscher noch nicht die Geräte und Methoden entwickelt haben, um alle Gene zu entdecken. Aber im Moment sieht es so aus, dass die Anzahl der Gene kein Kriterium dafür ist, wie hoch entwickelt ein Lebewesen ist und wie komplex seine Lebensäußerungen sein können. Hier ist eine wissenschaftliche Annahme in sich zusammengestürzt und es gibt viele neue

---

8   M. Blaxter: *Two worms are better than one.* In: Nature (2003) 426: 395–396.

Fragen, aber auch schon hinreichend abgesicherte Antworten.

Antworten gibt die Epigenetik, eine Wissenschaft, die sich mit den Zellen beschäftigt und nicht mehr annimmt, dass die Gene das Leben bestimmen, sondern der Lebensstil und die Beziehungen, in denen wir unser Leben gestalten.[9]

Dieser Wissenschaftszweig hat Teilerkenntnisse der Genetiker aufgegriffen, die diese bisher nicht beachtet haben. Dazu gehört die Erkenntnis, dass es Zellen ohne Zellkern gibt, etwa die roten Blutkörperchen, die auch ohne Zellkern ihren Dienst tun. Es scheint sogar so zu sein, dass das Fehlen des Zellkerns eine gute Unterstützung für die Funktion dieser Zellen ist. Wäre der Zellkern das „Gehirn" der Zelle, also das Steuerungselement, könnte ein solches rotes Blutkörperchen kaum überleben, geschweige denn seine Funktionen im Körper ausüben. Nachdem diese Tatsache in das Bewusstsein der Wissenschaftler gerückt war, fiel ihnen auf, dass auch solche Zellen, denen sie bei

Experimenten zur Gentechnik die Zellkerne entfernt hatten, weiterhin funktionierten. Allerdings starben sie auch wie die roten Blutkörperchen nach einigen Wochen ab. Normalerweise sterben Zellen ja nicht ab, sondern sie teilen sich. Diese Fähigkeit, Nachkommen zu schaffen, ist bei Zellen ohne Zellkern nicht vorhanden. Somit könnte der Zellkern eher mit den Keimdrüsen als mit dem Gehirn verglichen werden. Ein Schelm, wer jetzt meint, das hätte etwas mit „männlicher" Wissenschaft zu tun.

Es müsste deutlich geworden sein, dass Wissenschaft ein hoch komplexer, sich ständig entwickelnder Prozess ist. Prozesse sind dadurch gekennzeichnet, dass sich etwas verändert und hoffentlich weiterentwickelt. Wegen der Komplexität solcher Vorgänge und damit das Lesen nicht allzu anstrengend wird, wenden wir uns nun wieder den Erfahrungen des täglichen Lebens zu und versuchen in Kombination mit wissenschaftlichen Erkenntnissen die Funktionsweise des Immunsystems zu verstehen.

---

[9]   Vgl. Joachim Bauer: *Das Gedächtnis des Körpers. Wie Beziehungen und Lebensstile unsere Gene steuern.* Frankfurt am Main (Eichborn) 2002.

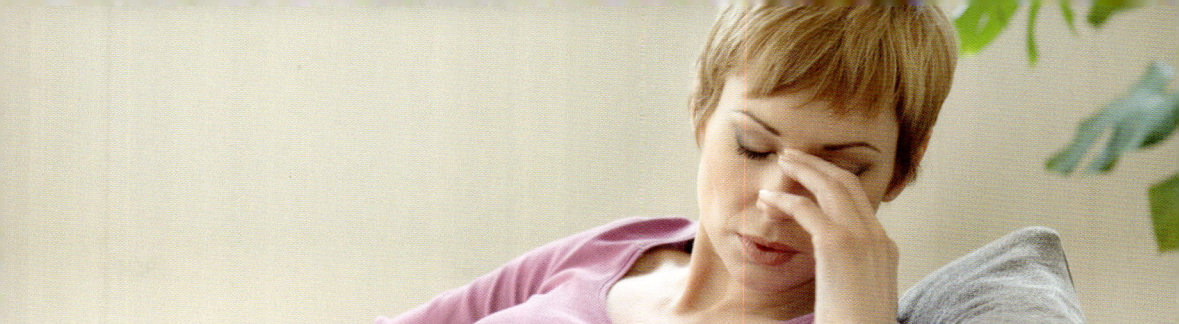

➤ Der Tod liegt im Darm

„Der Tod liegt im Darm", hat uns Paracelsus im 16. Jahrhundert gelehrt und damit Wissen der alten Griechen wieder aufgenommen. Diese alte Weisheit hat auch heute noch ihre Gültigkeit. Bei Verdauungsstörungen ist das gesamte Wohlbefinden eingeschränkt. Im Regelfall riecht der Kot belästigend. Hält die Störung länger an, wird die Haut fahl und der Körpergeruch wird unangenehmer. Gesundheitsfachleute sprechen auch davon, dass die Haut der Spiegel des Darms sei. Hauterkrankungen sollen deswegen über den Darm mitbehandelt werden.

Der Darm ist ein Aufnahme- und ein Ausscheidungsorgan. Wir denken häufig nicht daran, dass das Verdauungssystem auch ein Nervenorgan ist. Darm und Nerven entwickeln sich aus demselben Urgewebe. Über den Mund gelangen die Teile der Umwelt in unser Verdauungssystem hinein, die wir Lebensmittel nennen. Ist die Funktion der Verdauungsorgane gestört, kommt das, was das Leben erhält, nicht mehr ungestört zu uns. So gesehen kann man den Satz von Paracelsus auch anders formulieren und sagen: „Das Leben liegt im Darm." Im Darm befinden sich 80 % des Immunsystems. Hier entscheidet sich, ob störende oder förderliche Stoffe in den Menschen oder in das Tier gelangen.

Diese grundlegenden Gedanken machen wir uns so selten bewusst, weil wir mit Wissen und wissenschaftlichen Erkenntnissen über die Chemie der Verdauung so umfangreich versorgt sind, dass uns der Überblick verloren gegangen ist. Einmal soll man basisch essen, dann wieder „macht sauer lustig".

Basische Verdauungssäfte spalten Fett und Eiweiß, die Galle steigt einem hoch, dann muss der Magen sauer sein, doch zu viel vor beidem macht krank.

Ein schlüssiges System, das ohne Spezialistenbefragung einleuchtet und uns förderlich ist, gibt es bisher nicht. Was schadet oder was fördert, wissen wir nicht so genau. Unzählige Diätpläne werden uns angeboten und diese gelten oft nur so lange, bis der nächste Wissenschaftler etwas Neues entdeckt hat. So wurde kürzlich berichtet, dass Menschen, die sich mit vielen Kohlenhydraten ernährten, eine genetische Anlage hätten, die die Amylase-Konzentration (Enzym zur Spaltung von Kohlenhydraten) im Speichel steigen lasse.[10]

Diese Beobachtung stützt die Vorstellung, dass Umweltbedingungen die Gene beeinflussen oder sogar verändern können.

Wirkliche Fortschritte oder gar einen großen Durchbruch in der Ernährung hat die Mehrzahl der Menschen in den letzten 100 Jahren offensichtlich nicht vollzogen, wie uns die steigenden Kosten durch ernährungsbedingte Krankheiten signalisieren. Prof. Dr. Ursel Wahrburg von der Fachhochschule in Münster wurde in der Wochenzeitung *Die Zeit* mit dem Satz zitiert: „Esst weniger. Bewegt euch mehr. Und esst reichlich Obst und Gemüse."[11]

Diese Erkenntnis sei das einzige sinnvolle Resultat aus den Forschungen zur Ernährung. Die Ergebnisse der Ernährungswissenschaft indes ließen sich bisher nicht widerspruchsfrei zusammenfassen. Ursel Wahrburg bestätigt damit, dass es zu den Funktionen und den Zusammenhängen in der Ernährung noch mehr offene Fragen als schlüssige Antworten gibt.

---

10 Vgl. *Bonner General-Anzeiger*, 6./7. Oktober 2007, dpa-Meldung, S. VI.

11 In: *DIE ZEIT*, Nr. 46, 09. 11. 2006.

Elektrochemische Qualität von Lebensmitteln – ein Blick über den Zaun zu den Physikern

Das Wesen des Lebens ist, dass viele Prozesse gleichzeitig sehr geordnet ablaufen. Entsteht Unordnung, sprechen wir bei Lebendigem von Krankheit und bei ganz viel Unordnung von Tod. Das ordnende Prinzip auf dieser Welt scheint das Licht zu sein. Unter dem Einfluss des Lichtes werden einfache Moleküle wie Kohlendioxyd und Wasser zu komplizierteren wie Zucker zusammengefügt. Diese eingelagerte Energie ist die Grundlage für weitere Zusammenfassungen von Stoffen bis hin zu komplexen Eiweißen und Enzymen.

Der Physiker Friz Albert Popp entdeckte, dass Lebensmittel Licht abstrahlen. Er erfand die Apparaturen, mit denen man dieses Licht messen kann. Eine Anerkennung seiner Forschungen entstand dadurch, dass er im Blindtest nur an der Lichtabstrahlung unterscheiden kann, ob das Ei von einem Huhn mit Auslauf oder einem Huhn aus dem Käfig stammt. Die umfangreich begründete These nach diesen Forschungen lautet: Lebensmittel mit einem hohen Ordnungsgrad (viel Licht gespeichert) sind wertvoller!

Im Institut Popp werden heute Getreideproben auf Keimfähigkeit untersucht. Chemisch-analytisch sind ein Getreidekorn und frisch gemahlenes Mehl gleich. Das ganze Korn hat aber einen völlig verschiedenen Organisationsgrad. Ist demnach mehr Ordnung gleich mehr Qualität? Eine gute Keimfähigkeit ist unbestritten ein hervorragendes Qualitätsmerkmal. So können die Einkäufer von Getreide im Schnelltest Qualitäten bestimmen lassen. Denn die Lebensmittelindustrie weiß: Gute Qualität des Ausgangsproduktes garantiert eine gute Qualität (und Haltbarkeit) des Endproduktes. In eigenen Versuchen wurde erarbeitet, dass Äpfel und Tomaten, die vom Institut Popp als sehr gut bewertet wurden, auch im Lagertest hervorragend abschnitten. Obst und Gemüse von guter Qualität lässt sich lagern, schlechte Qualitäten müssen sofort verbraucht werden.

Schon Werner Kollath (Bakteriologe, Hygieniker, Ernährungsforscher, Entwickler der Vollwerternährung) wollte Vitamine in „Reduktone" umtaufen, da sie als Radikalenfänger die freien Radikalen „reduzieren". Einfach ausgedrückt: Vitamine haben einen Überschuss an Energie (freie Elektronen). Den verschenken sie an „Bedürftige". Man kann in den Lebensmitteln die freien Elektronen messen und hat damit einen summarischen Aussagewert über die Qualität. Eigene Untersuchungen, ähnlich den oben erwähnten, zeigten, dass Gemüse mit einem hohen Elektronenpotenzial besonders lagerfähig sind. Gleichzeitig schneiden sie in Geschmackstests besonders gut ab.

Fragen wir einen Arzt, was einen Lebenden von einem Toten unterscheidet, so wird er erklären, dass, solange noch Stromfluss oder elektrische Impulse im Herzen und im Hirn gemessen werden könnten, der Mensch noch lebendig sei. Würden keine elektrischen Impulse mehr gemessen, dann könne er den Totenschein ausstellen. In dieser Berufsgruppe ist also die entscheidende Messgröße für das Leben das Fließen von Strom. Fragen wir aber nach den Mitteln, die das Leben vermitteln, also den Lebensmitteln, so erfahren wir, dass wir Kohlenhydrate, Fett, Eiweiß, Mineralien und sekundäre Pflanzeninhaltsstoffe zur Aufrechterhaltung des Lebens benötigen. Hier fehlt dann völlig die Messgröße „elektrische Energie". Über diese Messgröße wird unseres Wissens auch in der Ausbildung von Ökotrophologen nicht berichtet.

Könnte es sein, dass der Stoff, also Kohlenhydrate, Fett und Eiweiß, nicht alles ist, was wir brauchen? Könnte dort ein Schlüssel liegen, der die Qualität von Lebensmitteln bestimmt und zur Aufrechterhaltung des Lebens beiträgt? Zum Einstieg in die Diskussion um die elektrochemische Qualität wird die Lektüre von *Lebensmittel vermitteln Leben* empfohlen.[12]

---

[12] Jürgen Strube und Peter Stolz: *Lebensmittel vermitteln Leben – Lebensmittelqualität in erweiterter Sicht.* Fulda (KWALIS) 2004.

➤ Lebensräume und Lebensweisen beeinflussen das primäre Immunsystem

Verdauungsstörungen haben offensichtlich in den Industriestaaten einen wesentlichen Anteil an den Kosten, die durch Krankheiten verursacht werden. Wissenschaftliche Untersuchungen im Auftrag der Gesundheitsorganisation der Vereinten Nationen belegen, dass ein indischer Bauer, der sich überwiegend vom Reis seiner Felder und dem Gemüse aus seinem Garten ernährt, dreimal am Tag Stuhlgang hat und dabei sehr voluminöse weiche Stühle absetzt. Je Vorgang benötigt er weniger als zwei Minuten. Die Menschen in den Industriestaaten dagegen haben im Durchschnitt nur knapp alle zwei Tage Stuhlgang. Deren Stuhl ist meist hart und von geringer Menge.

Der Prozess der Abgabe dauert auch mehr als 15 Minuten. Zeitungen und Zeitschriften auf vielen privaten Toiletten weisen darauf hin, dass die Menschen für die Kotabgabe routinemäßig viel Zeit einplanen.

Selbstverständlich wirken sich neben den unterschiedlichen Nahrungsmitteln auch die unterschiedlichen Lebensweisen auf das Verdauungssystem aus. Der Bauer, der überwiegend körperlich arbeitet und sich dem Rhythmus der Natur anpasst, hat völlig andere Lebensgewohnheiten und Bedürfnisse als Menschen in den sogenannten entwickelten Ländern. Sie nutzen die Segnungen der Technik und meistern ihr Leben mit geringerer körperlicher Anstrengung. Diese Menschen essen im Regelfall viele tierische Eiweiße und viel Fett.

Zusätzlich nehmen wahrscheinlich mehr Stressfaktoren Einfluss auf das Leben in den Industrieländern. Hier ist das Ausleben von physischem und psychischem Stress zusätzlich sozial geächtet. Diese Komponenten sollen im vorliegenden Aufsatz nicht über Gebühr berücksichtigt werden. Der Hinweis, dass soziale und psychische Elemente das Verdauungssystem beeinflussen, mag an dieser Stelle genügen.

Die unterschiedlichen Verweilzeiten des Nahrungsmittelbreis im Darm beeinflussen sehr intensiv den Verdauungsvorgang. Das menschliche Verdauungssystem ist wie das von Schweinen darauf ausgelegt, dass es sowohl Pflanzen als auch tierische Nahrungsbestandteile verdauen kann. Als „Allesfresser" haben beide Gattungen ein relativ ausgeglichenes Darmsystem.

Pferde hingegen sind von Natur aus Vegetarier, die eigentlich nur extrem nährstoffarmes Futter zu sich nehmen. Sie haben einen riesigen Blinddarm, in dem sie das Futter vorfermentieren, um diesen Brei später in einem zwanzig Meter langen Dickdarmsystem weiterzuverdauen. Hunde und Katzen sind Tiere, die sich überwiegend von Fleisch ernähren. Sie haben ein sehr kurzes Verdauungssystem. Der Plan der Natur für diese Tiere könnte sein, das Risiko, dass tierisches Eiweiß im Darm fault, zu minimieren. Allesfresser müssen demnach verschiedene Nahrungskomponenten in einem ausgeglichenen Verhältnis zu sich nehmen, damit die Darmpassage in der von der Natur für sie geplanten Zeit geschieht. Bleibt eine Mischung von pflanzlichen und tierischen Nahrungsmitteln zu lange in einem sehr feuchten Milieu bei einer Temperatur von 37 °C, so steigt das Risiko von Fäulnis. Unterschiedliche Geruchsintensitäten und -varianten von Stühlen signalisieren sofort, ob die Verdauung artgemäß oder weniger artgemäß abgelaufen ist.

Dass Verdauungsprodukte genau der Art entsprechen, wird jeder einsehen, der sich an den Geruch eines gepflegten Pferdestalles, eines Kuhstalles oder an den eines gut geführten Schweinestalles erinnert. Die Vegetarier verbreiten einen Geruch, der von den meisten Menschen als angenehm beschrieben wird, solange es den

Tieren gut geht. Solch ein Geruch haftet auch nicht an der Kleidung. Riecht es unangenehm und beißend, kann man davon ausgehen, dass die Tiere in einem nicht erwünschten Gesundheitszustand sind. Steht man jedoch an einem Wildgatter, in dem Wildschweine gehalten werden, riecht es aufdringlich aromatisch. Der Geruch der Hausschweine ist eher scharf.

Tierärzte oder Landwirtschaftsberater beurteilen häufig nach dem Geruch eines Stalles, ob es einem Tierbestand gut geht oder ob Handlungsbedarf besteht. Mütter von Neugeborenen merken am Geruch der Windel, ob es dem Kind gut geht oder nicht. Verändert sich der Geruch des Stuhls, ist es immer angebracht, sich Gedanken über den Grund der Änderung zu machen. Eventuell kann man durch Umstellung der Ernährung, durch Tee oder andere Hausheilmittel dem Säugling und den Eltern zu weiteren ruhigen Nächten verhelfen.

Unangenehmer Geruch von Ausscheidungen wird durch bestimmte Gruppen von Molekülen erzeugt. Ammoniak, Mercaptane und ähnliche Fäulnisprodukte sind für Menschen und Tiere schädlich. Ein nicht artgemäßer Geruch bedeutet immer: Achtung, im Darm fault es!

Fäulnis bedeutet biologisch-chemisch, dass die Mikroben, die in der organischen Masse leben, diese nicht endgültig verstoffwechseln, sondern Produkte übrig lassen, die noch nicht wieder in den natürlichen Kreislauf der Stoffe integriert werden können. Der Energiegehalt vieler faulender Stoffe konnte im mikrobiellen Abbauprozess nicht vollständig aufgelöst werden. Faulendes wird nicht nur von Mensch und Tier gemieden, sondern auch von Pflanzenwurzeln. Methan (CH_4), das energiehaltige Produkt aus Biogasanlagen, entsteht in einem Fäulnisprozess. Früher, als man die Dinge noch beim Namen nannte, hießen diese Biogasanlagen nicht Bio-Fermenter, sondern Faultürme. Das Produkt Methan ist auch für Pflanzenwurzeln toxisch und würde nach dem Einatmen Menschen und Tiere gesundheitlich schädigen oder gar töten.

Fäulnis ist für die Natur ein ganz normaler Vorgang. Überall, wo es zu viel organisches Material gibt, das nicht den am Ort vorkommenden Pflanzen wieder als Nahrungsgrundlage dienen kann, erkennt die Natur den

Überschuss und lagert ihn ein. Das ist für unsere heutige Zivilisation sehr bedeutsam, weil der Überschuss an organischem Material vor Millionen von Jahren, verfault eingelagert, uns heute in Form von Erdöl, Erdgas oder Kohle als Energielieferant zur Verfügung steht. Höhere Pflanzen, Menschen und Tiere meiden den Kontakt mit solchem Material, weil es für sie extrem gesundheitsschädlich ist.[13]

Im ersten Golfkrieg, als die Öltürme am Persischen Golf brannten, die technischen Anlagen um die Erdölquellen in der Wüste zerstört wurden und sehr große Mengen Erdöl in den Golf flossen, wurde von vielen „Fachleuten" vorhergesagt, dass diese Region über Jahrzehnte hinweg geschädigt sein würde. Heute ist der Persische Golf eines der schönsten Tauchreviere. Das Erdöl wurde von Urbakterien wieder verstoffwechselt. Diese Bakteriengruppe hatte schon mitgeholfen, aus einem Planeten, der wüst und leer und giftig war, diesen heute so wunderschönen Blauen Planeten zu machen. Immer wenn extrem giftige Substanzen die Existenz

der Erde bedrohen, vermehren sich diese Bakterien in großer Zahl, reparieren den Schaden und überleben in „giftigen" Rückzugsräumen, um bei Bedarf die Erde wieder zu reparieren. In der Natur gibt es keine nicht wieder gut zu machenden Schäden, weil die Urbakterien wieder die Ordnung herstellen, die den Fortbestand von Mensch und Tier ermöglicht.[14]

Bisher wurde deutlich, dass die Verdauungsarbeit von Mikroben im Darm zu zwei Varianten von Kot führen kann: Kot mit artgerechtem Geruch oder Kot mit einem Geruch von abstoßender Fäulnis. Riecht der Kot artgerecht, laufen die Verdauungsvorgänge ohne Störungen ab und unterstützen die Lebensabläufe des Makroorganismus (Mensch, Tier). Riecht der Kot abstoßend, haben unerwünschte Mikroben die Oberhand gewonnen. Der Makroorganismus erhält dann nicht die ihm zustehende Unterstützung aus den verspeisten Lebens- oder Futtermitteln.

---

13 Vgl. Ernst Hammes: *EM LÖSUNGEN kompakt. Teiche, Schwimmteiche, Koiteiche, Pools.* Neroth (Eifelkrone) 2006, S. 22 f.

14 Vgl. M. Groß: *Exzentriker des Lebens. Zellen zwischen Hitzeschock und Kältestress.* Heidelberg (Spektrum) 1997, S. 95–100. – Teruo Higa: *Eine Revolution zur Rettung der Erde.* Xanten (Organischer Landbau Verlag) 2003.

➤ Mikroben sind unsere Partner

Krankheit kostete jeden Bundesbürger 3910 € im Jahr 2013 – Tendenz steigend

11,3 Prozent der Wirtschaftsleistung wurden durch Ausgaben im Bereich der Krankheitsversorgung erwirtschaftet. In diesem Sektor arbeiten etwa 5 Mio. Menschen, 10 Prozent aller Erwerbstätigen. Somit hat Krankheit eine sehr hohe wirtschaftliche Bedeutung. In diesem Sektor verdienen die Führenden besonders viel. Deren Bedürfnis nach grundlegenden Veränderungen wird unter Umständen durch die hohen Einkommen beeinflusst.

Menschen mit Immunschwäche werden während der medizinischen Behandlung in keimarmer Umgebung vor Mikroben geschützt. Bei entzündlichen Krankheiten verordnen Ärzte gerne Antibiotika, die die Bakterien im Organismus so weit in der Lebensfähigkeit beschränken, dass sie kein Unheil anrichten können. Bei Erkrankungen, die auf Viren zurückgeführt werden, können Antibiotika nicht helfen. Viren sind freie Eiweiße, keine kompletten Lebewesen. Bei solchen Erkrankungen geben die Ärzte eher Mittel, die die allgemeine Kondition stärken. Nur wenn zusätzliche bakterielle Infektionen dazukommen, steht der Einsatz von Antibiotika zur Diskussion. Die Überlegungen, die hinter den

Therapieanordnungen stehen, gehen von der Annahme aus, dass man eine Krankheit bekämpfen müsse.

Der Kampf gegen Krankheiten kostet enorm viel Geld und wird immer teurer. Deswegen lohnt es sich, noch einmal den Blick darauf zu lenken, warum wir gegen Krankheiten kämpfen und ob das so sinnvoll ist. Wir haben vergessen, dass wir eigentlich erst seit den Arbeiten des berühmten Arztes Robert Koch und seinem Vortrag in der Berliner Charité im Jahre 1832 glauben, Bakterien seien die Auslöser von Krankheiten. Koch hatte herausgefunden, dass bei bestimmten Krankheiten bestimmte Bakterien in großer Zahl vorkommen.

Zwischen 1813 und 1878 lebte der französische Physiologe Claude Bernard, der sich intensiv mit den Einflüssen der Bauchspeicheldrüse und der Leber auf die Verdauung auseinandergesetzt hatte. Er kam zu dem Schluss, dass sich unerwünschte Bakterien nur dann ausbreiten können, wenn die äußeren Bedingungen deren Ausbreitung unterstützen. Das hat auch schon jeder im täglichen Leben erfahren. Ist man so richtig fit und fährt in der Schnupfenzeit mit dem Autobus oder der Bahn, können einem die von den niesenden und hustenden Mitfahrern herumschwirrenden Krankheitserreger nichts anhaben. Ist man aber selbst deprimiert oder völlig abgehetzt, fängt man sich leicht jeden Erreger ein.

In seinem wohl bekanntesten Satz, „Der Keim ist nichts, das Milieu ist alles", fasst Claude Bernard sein Forscherleben zusammen und erklärt, warum wir in einem Fall schnell krank werden, in einem anderen Fall aber nicht. Der Pathologe Rudolf Virchow, acht Jahre jünger als Bernard, erkannte die Chance einer solchen Theorie. Er ließ Krankenzimmer von Patienten mit Krümeln von Sauerbrot ausfegen. So verteilte er die vielen damals und auch heute noch meist unbekannten Hefen, Pilze und Milchsäurebakterien, die im Brot schon als gut und erwünscht eingestuft waren, in den Krankenzimmern. Auf diese Weise schuf er ein mikrobielles Milieu, in dem die vielen erwünschten Mikroben die Mehrzahl der Plätze besetzten und die unerwünschten kaum noch Platz finden konnten. Das Resultat war, dass auf diesen Stationen nach Operationen die Patienten schneller gesund

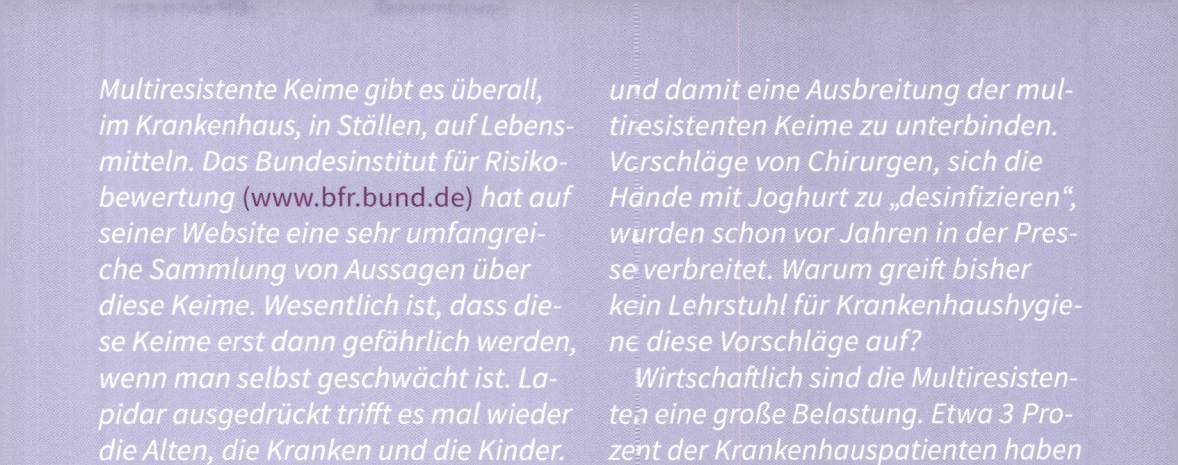

Multiresistente Keime gibt es überall, im Krankenhaus, in Ställen, auf Lebensmitteln. Das Bundesinstitut für Risikobewertung (www.bfr.bund.de) hat auf seiner Website eine sehr umfangreiche Sammlung von Aussagen über diese Keime. Wesentlich ist, dass diese Keime erst dann gefährlich werden, wenn man selbst geschwächt ist. Lapidar ausgedrückt trifft es mal wieder die Alten, die Kranken und die Kinder.

Aufschlussreich ist die Reaktion der Pharmaindustrie: Man entwickelt neue Antibiotika! Schaut man aber unter dem Stichwort „Neues Antibiotikum" im Februar 2015 in die Antworten der Suchmaschine, so steht in allen gelesenen Artikeln, dass man nun hofft, die neuen Antibiotika würden längere Zeit brauchen, bis sie resistente Stämme entwickeln. Da die neuen Wirkstoffe, wie Penicillin aus dem Boden von dort lebenden Pilzen gewonnen werden, wären ja auch andere Denkweisen möglich. Ein möglicher Ausweg wäre es, die Dominanz der erwünschten Mikroben herzustellen

und damit eine Ausbreitung der multiresistenten Keime zu unterbinden. Vorschläge von Chirurgen, sich die Hände mit Joghurt zu „desinfizieren", wurden schon vor Jahren in der Presse verbreitet. Warum greift bisher kein Lehrstuhl für Krankenhaushygiene diese Vorschläge auf?

Wirtschaftlich sind die Multiresistenten eine große Belastung. Etwa 3 Prozent der Krankenhauspatienten haben damit ein Problem. Die zusätzlichen Kosten pro Fall belaufen sich laut einer Studie auf der Website der Deutschen Gesellschaft für Krankenhaushygiene auf etwa 10 000 €, weil die befallenen Patienten isoliert werden müssen, besonders teure Medikamente brauchen und natürlich auch länger im Krankenhaus verweilen. Je später der Befall bemerkt wird, desto teurer wird der Fall. Die Autoren der Studie mahnen an, dass möglichst jeder Patient sofort bei Einlieferung auf einen Befall mit den fiesen Keimen getestet wird.
http://www.krankenhaushygiene.de/informationen/532

wurden. Virchow war ein praktischer Hygieniker.

Doch die medizinischen Fachleute hielten den Kampf gegen Mikroben mit Medikamenten für sehr viel effektiver, als solche einfachen Mittel wie Brotkrümel einzusetzen. Die Pharmakologie stellte so viele erfolgreich wirkende Medikamente bereit, dass die Denkweise, der Kampf gegen Mikroben sei sinnvoll, sich zu einem Glaubenssatz entwickelte. Diese Denkweise wird heute in der Öffentlichkeit im Allgemeinen nicht mehr in Frage gestellt. Jede Krankheit gilt als zu bekämpfende Erscheinung, die das Leben negativ beeinflusst. Deswegen nimmt man Medikamente schnell und ohne große Skrupel ein; denn man muss im Daseinskampf ja immer fit sein. Sauber und keimfrei soll die Umgebung auch sein, und daher benutzt man ausgesprochen extreme Desinfektionsmittel, nur um nicht als schmutzig dazustehen. Als Resultat dieses Denkens gibt es heute eine zunehmende Zahl von höchst gefährlichen Krankheitserregern, die als multiresistent eingestuft werden.

Viele Medikamente helfen nicht mehr bei bestimmten Krankheiten und viele Erreger werden zunehmend aggressiver. Diese Erscheinung ist wissenschaftlich sehr leicht zu erklären. Mikroben vermehren sich unter guten Bedingungen oft schon innerhalb von 20 Minuten. Rechnet man das auf die Zeit um, seit der es Menschen gibt, so erschaffen die Mikroben in sechs Jahren ebenso viele Generationen, wie sie die Menschheit in der gesamten Zeit ihrer Existenz auf diesem Planeten zustande gebracht hat. Jeder Generationswechsel bietet die Gelegenheit, das Erbgut neu zu

formen und auf die veränderten Bedingungen der Umwelt zu reagieren. In einem der vorhergegangenen Kapitel wurden neuere Erkenntnisse dargestellt, nach denen es sogar im Laufe eines Lebens möglich ist, dass sich die Gene verändern. Von Mikroben ist bekannt, dass sie aus der Umgebung freie Eiweiße aufnehmen und diese in ihr Erbgut einbauen. So haben Mikroben mehrere Möglichkeiten, auf für sie ungünstige Lebensverhältnisse zu reagieren. Es ist verständlich, dass diese Lebewesen überleben wollen. Wenn wir die Menschen ständig Medikamente einnehmen lassen und sie Desinfektionsmitteln aussetzen, dann stellen sich die Mikroben darauf ein und entwickeln Resistenzen. Es könnte also sinnvoll sein, die Strategien im Umgang mit Schmutz und Krankheiten zu verändern.

Heute wissen wir aus wissenschaftlichen Untersuchungen, dass wir Menschen mit etwa fünf Billionen eigenen Körperzellen etwa 50 Billionen einzelligen Lebewesen in unserem Verdauungssystem eine Bleibe und Heimat geben. Dort achten, rein rechnerisch betrachtet, jeweils zehn Mikroben darauf, dass es einer Körperzelle gut geht.

Das Verdauungssystem ist der Ort, an dem ein Lebewesen den intensivsten Kontakt mit der Umwelt hat

Das Verdauungssystem eines Menschen oder auch eines Schweins hat je nach Berechnungsgrundlage eine Oberfläche von 400 bis zu 6000 Quadratmetern. Ein Arzt kann durch den Mund, das Maul oder den After ein stumpfes Instrument einführen und sich das Innere des Verdauungstraktes anschauen. Dabei durchdringt er keine Haut. Um wirklich in den Körper einzudringen, würde er eine spitze Nadel oder ein Skalpell benutzen müssen. So aber schaut er sich die Schleimhäute des Verdauungssystems an, ähnlich wie ein Zahnarzt sich die Schleimhäute im Mund, dem Beginn des Verdauungssystems,

anschaut. Damit wird deutlich, dass das Verdauungssystem zur Außenwelt und nicht zur Innenwelt des Körpers gehört. Es umschließt wie ein Gartenschlauch einen Teil der Außenwelt, in dem die Nahrungsmittel physikalisch-biologisch-chemisch bearbeitet werden. Dort wird auf riesiger Fläche entschieden, welche Stoffe in den Körper gelangen dürfen.

Die meisten Menschen gehen davon aus, dass sie sich mit ihrer Außenhaut von der Mitwelt abgrenzen. Doch diese hat nur eine Oberfläche von etwa zwei Quadratmetern. Auch die Lunge, die den Sauerstoff aufnimmt und das

Kohlendioxid als „Abgas" des Körpers abgibt, hat nur eine Oberfläche von 70 bis 90 Quadratmetern. Kurz gesagt, Mensch und Tier haben in ihrem Verdauungssystem den intensivsten Kontakt mit der Außenwelt. Prof. Monika Krüger, Veterinärin und Institutsdirektorin an der Universität Leipzig, bezeichnet das Verdauungssystem sehr anschaulich als nach innen gezogene Außenwelt. Dort werden die wesentlichen Entscheidungen über den Gesundheitszustand von Menschen und Tieren getroffen.

Därme haben viele Ausbuchtungen, die sogenannten Zotten. Diese sind extrem stark durchblutet, weil dort enorm schnelle und intensive Stoffwechselvorgänge ablaufen. Solche

Darmzotten

Zellen, die die Häute bilden, werden schon nach ein bis zwei Tagen erneuert, weil sie dann verbraucht sind. Alle Verdauungsorgane sind mit sogenannten Schleimhäuten ausgekleidet. Diese stammen entwicklungsgeschichtlich aus den gleichen Zellen wie die normale Haut. Häute kleiden den gesamten Körper ein und sind das Gewebe, welches das Körperinnere von der Außenwelt trennt. Der Mund und beispielsweise die Ausgänge der Geschlechtsorgane sind auch mit Schleimhäuten ausgekleidet. Schleimhäute sind so ausgestattet, dass sie die Haut feucht halten und einen Schleim absondern. Der Schleim bietet besonders gute Lebensbedingungen für Mikroorganismen. In vielen wissenschaftlichen Forschungsarbeiten findet man Belege dafür, dass gerade auf den Schleimhäuten im Verdauungssystem besonders engagierte Mikroben leben. Schon lange ist erforscht, dass auf dem Schleim, im Schleim und unter dem Schleim auf den Hautzellen jeweils spezifische Mikrobenfamilien leben. Sie bilden einen dreifach gegliederten Biofilter, durch den alle Stoffe gelangen müssen, bevor sie von den Darmzellen aufgenommen werden können. Weniger alt sind die Erkenntnis und der

Nachweis, dass körpereigene Zellen mit Mikroben in einer lebhaften Diskussion stehen. Sie verständigen sich über kleine Laserlichtblitze.

Für uns ist es schwer, nachzuvollziehen, dass Einzeller absichtsvoll und intelligent agieren können. Mikrobiologen und Wissenschaftler, die mit der Vermehrung von Zellkulturen zu tun haben, bestätigen, dass Einzeller eine auf ihr Überleben abgestimmte Intelligenz besitzen. Einzeller bewegen sich auf Futter zu, meiden Gifte und schließen sich, wenn es erforderlich sein sollte, zu Zellverbänden zusammen. So scheint es durchaus einleuchtend zu sein, dass Informationen von Körperzellen die Mikroben im Darm zu Tätigkeiten stimulieren können, die dem Körper nützen. Bedenkt man dann auch noch die weiter oben angeführten Erkenntnisse der Epigenetik, dass es einen Genaustausch zwischen Organismen gibt, so stützt das die altbekannte Tatsache aus der Mikrobenforschung, dass nämlich jeder Organismus eine sehr individuelle Keimflora hat. Die Körperzellen, auch die Zellen des Darmgewebes, „wissen", was dem Körper des Makroorganismus nützt und was ihm schadet. Dieses „Wissen"

geben sie an die Einzeller im Darm, die Mikroben, weiter. Die Darmmikroben nehmen diese Informationen auf und setzen sie in zielgerichtetes, dem Ganzen dienendes Handeln um. Dieses Akzeptieren des Wissens der körpereigenen Zellen durch die Darmmikroben hat auch für die Mikroben einen nicht zu übersehenden Nutzen. Dadurch, dass sie im Normalfall nur solche Stoffe passieren lassen, die dem Körper nützlich sind, sichern sie ihr eigenes Überleben in sehr angenehmer Umgebung. Wenn der Makroorganismus sterben würde, würde sich die Welt der körpereigenen Mikroben auflösen. Wo sonst würden sie ein Umfeld finden, in dem es andauernd 37 °C warm ist, regelmäßig die richtige Nahrung ankommt und ausreichend Feuchtigkeit für ein angenehmes Leben vorherrscht? 37 °C ist die Temperatur, in der sich die im Darm lebenden Mikroben optimal vermehren können. Die nicht endende Feuchtigkeit unterstützt ebenfalls den Lebensprozess der Mikrobenflora. So sind der Körper und die Mikroben aufeinander angewiesen. Sie akzeptieren diese Symbiose, richten sich nach den Naturgesetzen und für beide Seiten ist ein gesundes und angenehmes Leben möglich.

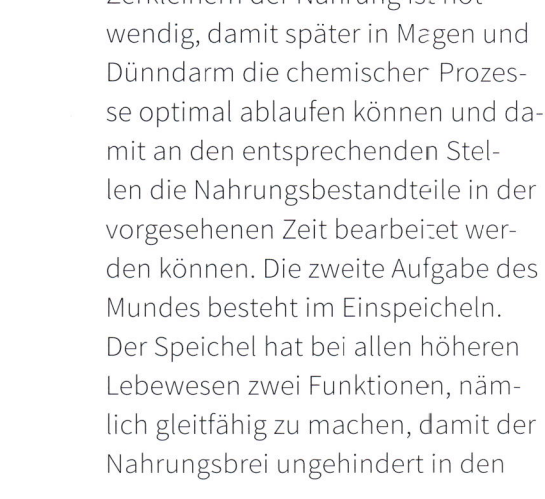

➤ Wie Verdauung abläuft

Wenn Nahrung in den Mund gelangt, so sollte man nach Meinung von Ärzten 33-mal kauen, bevor man schluckt. Wichtig sind dabei gute Zähne, weil sonst die Nahrung für die Verdauung nicht genügend vorbereitet wird. Gut ist, dass es heute so viele Zahnärzte gibt, schlecht ist hingegen, dass viele Menschen schlechte Zähne haben; denn das Zerkleinern der Nahrung ist notwendig, damit später in Magen und Dünndarm die chemischen Prozesse optimal ablaufen können und damit an den entsprechenden Stellen die Nahrungsbestandteile in der vorgesehenen Zeit bearbeitet werden können. Die zweite Aufgabe des Mundes besteht im Einspeicheln. Der Speichel hat bei allen höheren Lebewesen zwei Funktionen, nämlich gleitfähig zu machen, damit der Nahrungsbrei ungehindert in den

Magen rutschen kann, und die Magenfunktionen zu unterstützen. Beim Menschen beginnt im Mund die Vorverdauung von Kohlenhydraten. Der Speichel enthält sehr viele Mineralien, die die folgenden Verdauungsvorgänge stützen. Speichel schützt aber auch die Zähne. Das inzwischen bekannte Baby-Bottle-Syndrom tritt bei Babys und Kleinkindern auf, die permanent am Fläschchen nuckeln. Der Speichel wird zu sehr verdünnt und Karies ist die Folge. Es sind nicht nur die gesüßten Tees für Babys, die schaden, sondern auch pures, allerbestes Wasser richtet Schäden an. Spülen Sie also ab und zu mit dem Speichel Ihre Zähne, so raten Zahnärzte; denn der gesunde Speichel ist leicht alkalisch und schützt die Zähne vor zu vielen Mikroben, die im sauren Milieu leben.

Hektisches Essen macht dick –
wenn nicht besondere Umstände vorliegen

Aufgrund der physiologischen Gegebenheiten entschließt sich das Gehirn irgendwann, den Wunsch, etwas essen zu wollen, weit in den Vordergrund zu rücken. Deswegen muss das Signal „satt" auch vom Gehirn kommen. Somit ist jede bewusste Nahrungsaufnahme dazu geeignet, nicht mehr als der Körper braucht zu sich zu nehmen. Da bietet es sich an, sich ordentlich an den Tisch zu setzen, den Fernseher auszumachen, das Handy leise zu stellen und sich so richtig auf das leckere Essen zu freuen. Der ganze Körper, alle Sinne, sollen das Signal „Essen" wahrnehmen. Eine weitere Möglichkeit, das Bewusstsein auf das Essen zu lenken, ist, sehr bewusst zu kauen. Viele Menschen nehmen sich nicht mehr die Zeit, in Ruhe zu essen – Bratwurst und Pizza to go an jeder Straßenecke. Als Kind hat man schon gelernt, dass Termine wichtiger sind als Wohlfühlen. Also müssen wir neu lernen: Gründlich kauen erschließt den Geschmack von Speisen und öffnet die Möglichkeit, mehr vom Leben wahrzunehmen. Ein netter Nebeneffekt: Weniger Sodbrennen, da die Mahlzeiten ohne Probleme im Magen bearbeitet werden können.

Ob man nun 30-mal oder öfter kauen soll, soll hier nicht vorgegeben werden. Aber wer sich bewusst eine Anzahl an Kauen vorgibt, hat die Chance, sich zählend auf's Essen und den Genuss zu konzentrieren. Der Körper hat nun die Möglichkeit, auch wahrzunehmen, dass er genug aufgenommen hat und Sie haben die Möglichkeit, Ihr „Sattsein" zu bemerken.

Magenfunktionen

Im Magen herrscht ein extrem saures Milieu vor, nüchtern etwa von pH-Wert 1 bis 1,5, nach dem Essen etwa von pH-Wert 2 bis 4. Der Magensaft ist bei einem nüchternen Menschen eine etwa 0,5-prozentige Salzsäure. Davon sondern die Drüsen etwa 10 ml pro Stunde ab. Beim Essen steigt die Magensaftabgabe auf bis zu einen Liter pro Stunde an. Lange Zeit war sich die Medizin sicher, dass keine Mikrobe dieses Milieu überleben würde. Man sprach von der Magensperre und nahm an, dass auf diese Weise ein Schutz des Körpers vor Infektionen erreicht würde. 1983 wurde im Magen das Helicobacter-Bakterium entdeckt und man meinte, dieses Bakterium sei ausschlaggebend für die Entstehung von Magengeschwüren, weil bei Menschen mit Magengeschwüren große Mengen dieses Bakteriums gefunden wurden. Seit Generationen wurde aber beobachtet, dass vieles dafür spricht, dass die Stimmung eines Menschen und seine Lebensweise zu Magengeschwüren führen können. Hier könnte ein Nachdenken über die Milieutheorie manche Patienten zu anderen Schlussfolgerungen veranlassen, was die Einnahme von Medikamenten oder die Änderung von Lebensgewohnheiten betrifft; denn es könnte effizienter sein, über sich und das Leben nachzudenken und daraus Schlüsse zu ziehen, statt immer wieder neue Medikamente einzunehmen.

Inzwischen haben viele Wissenschaftler auf dem Gebiet der Mikroben im Magen geforscht. Allein 2005/2006 wurden an der Stanfort University 128 verschiedenen Mikroben im Magen entdeckt. Die Forschungen von Prof. Andreas Stallmach in Jena zielen darauf ab, das gesamte mikrobielle Immunsystem im Magen-Darm-Trakt zu beschreiben. Da wurde offensichtlich das Interesse der Wissenschaft geweckt, die natürlichen Immunfaktoren besser zu

beschreiben. Wieviel davon später auch angewendet wird, unterliegt auch der Nachfrage der Patienten nach solchen sich entwickelnden Wissensgebieten.

Dünndarmfunktionen

Am Beginn des Dünndarms, kurz hinter dem Magen, münden die Ausgänge von Galle und Bauchspeicheldrüse. Dadurch wird der pH-Wert des Speisebreies von sauer nach leicht alkalisch verändert. Das sorgt für die Aufspaltung von Fetten, Eiweißen und Kohlenhydraten. Dieser Darmabschnitt ist besonders gut untersucht, weil dort die bis heute noch den Wert von Nahrungsmitteln bestimmenden Bestandteile aufgenommen werden.

Dickdarmfunktionen

In den Dickdarm gelangen nach der heute vorherrschenden Auffassung nur noch die schwer verdaulichen oder nicht verdaulichen Anteile der Nahrung. Für den Normalbürger kann sich das so anhören, als hätten diese Nahrungsbestandteile keinen Wert. Im Dickdarm werde der Nahrungsbrei nur noch eingedickt, damit der

Körper nicht zu viel Wasser und Mineralien verliere. Hier hilft einmal wieder das Internetlexikon Wikipedia unter dem Stichwort „Dickdarm" (Stand: Juli 2015). Die Funktionen des Dickdarms sind wie folgt beschrieben:

▶ Rückresorption von Wasser (v. a. Grimmdarm), insgesamt etwa 1,5 Liter pro Tag (Steigerung um den Faktor 2 bis 3 möglich)

▶ Speicherung des Stuhlinhaltes bis zur Entleerung (v. a. Mastdarm)

▶ Resorption v. Elektrolyten ins Blut

▶ Sekretion von Schleim

▶ Bildung der essentiellen Aminosäuren und Vitamine durch die darin befindlichen Bakterien

Bei dieser landläufigen Auffassung wird nicht berücksichtigt, dass im Dickdarm eine ausgesprochen vielfältige Darmflora lebt. Deren Funktion ist weitgehend unerforscht. Mediziner beschreiben die etwa 2 kg Mikrobenmasse im Darm fast als eigenständiges Organ. Allein schon deren genetisches Potenzial sei 150-mal größer als das der Menschen. Forscher setzen sich erst seit wenigen Jahren intensiv mit dem Dickdarm auseinander. So beschreibt Giulia Enders noch in ihrem 2014 erschienenen Buch, dass sie sich auf wissenschaftlichen Tagungen zur Dickdarmverdauung immer

nur mit einigen wenigen, immer den gleichen Fachleuten trifft. Wissenschaftlich bewiesen ist inzwischen, dass die Mikroben im Dickdarm bei richtiger Ernährung besonders viele Vitamine und Enzyme bilden.

Es ist unwahrscheinlich, dass diese das Leben fördernden Produkte im Kot verbleiben. Es ist eher anzunehmen, dass diese Vitamine und Enzyme auch vom Körper aufgenommen werden. Der Dickdarm ist daher vermutlich ein wichtiges Labor für Nahrungsergänzungsmittel. Wenn dem so sein sollte, dann erscheint es als sinnvoller, die Dickdarmverdauung zu optimieren, statt sich teure Nahrungsergänzungsmittel zu kaufen. Leider ist kaum bekannt, dass es viele wissenschaftliche Studien gibt, die aufzeigen, dass isolierte Vitamine eher Schaden anrichten, als dass sie zu mehr Gesundheit beitragen.

Sinnvoll dagegen sind solche Nahrungsergänzungsmittel, die aus sehr schonend getrocknetem Obst oder Gemüse hergestellt werden. Dort sind Vitamine, Mineralien und Enzyme in einer natürlichen Vielfalt vorhanden. Dem Organismus wird darüber ein Mischungsverhältnis angeboten, wie die Natur es hergestellt hat. Diese wertvollen sekundären Pflanzeninhaltsstoffe werden dann bereits im Dünndarm aufgenommen und dienen dem Körper zur Versorgung mit Energie und Energietransporteuren. Gleichzeitig haben diese Nahrungsergänzungen wie frisches Obst und Gemüse einen relativ hohen Gehalt an schwer verdaulichen Nahrungsbestandteilen und unterstützen damit gleichzeitig die Funktionen des Dickdarms. Solche Hilfen sind für die Menschen sinnvoll, die es nicht schaffen, sich ausreichend mit frischem, unbelastetem Obst und Gemüse zu versorgen. „Fünf Hände voll am Tag" gibt die Deutsche Gesellschaft für Ernährung als Richtlinie für die täglich zu verzehrende Obst- und Gemüsemenge an. Raucher, Kranke mit Störungen im Verdauungssystem, Diabetiker, Menschen, die gezwungen sind, fast nur stark verarbeitete Lebensmittel oder *Junkfood* zu sich zu nehmen, sollten sich um gute Nahrungsergänzungsmittel bemühen. Fast immer ist es angebracht, auch für eine Verbesserung der Darmflora zu sorgen, weil erst dann die Nahrungsergänzungsmittel wirklich aufgenommen werden können. Zur Darmreinigung und Wiederbelebung hat sich eine Kombination aus einem Mittel mit Flohsamen und Kleie gemeinsam mit einem Multimikrobenpräparat bewährt.

Ohne der differenzierenden Forschung vorgreifen zu wollen, wird durch ableitendes Denken Folgendes deutlich. Nach der Lebenserfahrung und dem aktuellen Stand der wissenschaftlichen Forschung ist unstreitig:

▶ Das mikrobielle Geschehen im Dickdarm bestimmt den Geruch des Kotes.
▶ Unangenehmer Geruch bedeutet im Regelfall, dass unerwünschte Mikrobenfamilien die Vorherrschaft im Darm übernommen haben und Krankheit denjenigen beeinflusst, der den Kot abgegeben hat.
▶ Der unangenehme Geruch kann relativ schnell durch mikrobiell optimale Nahrung (Sauerkraut, frisches Gemüse, Multimikrobenpräparate) zu artgerechtem Geruch verändert werden.
▶ Verändert sich der Geruch des Kotes positiv, gesundet der Patient.
▶ Dauerhaft erwünschter Geruch des Kotes signalisiert dauerhafte Gesundheit.

Somit scheint es sinnvoll, sich mit den Wegen auseinanderzusetzen, auf denen die erwünschten Mikroben in das Verdauungssystem gelangen.

➤ Wie die Mikroben in den Darm hineinkommen

Nach der heute noch bei den meisten Menschen vorherrschenden Meinung sind Mikroben gefährlich. Aus den bisherigen Ausführungen ist aber deutlich geworden, dass das erste Leben auf der Welt mikrobielles Leben war und die Mikroben den Planeten so verändert haben, dass höhere Lebensformen hier ihren Lebensraum haben finden können. Auch wurde deutlich, dass man die Mehr- und Vielzeller, also Pflanzen, Tiere und Menschen, als einen Zusammenschluss von Einzellern ansehen kann. Diese komplexeren Lebenserscheinungen auf dem Planeten Erde sind gleichzeitig ein neuer Lebensraum für viele Einzeller.

Die Einzeller in dem Mehrzeller haben ein ureigenes Interesse daran, dass der Mehrzeller gesund bleibt und weiterlebt. Stirbt das höhere Lebewesen, verlieren die Einzeller ihren Kosmos. Mikroben solcher Art sollten mit diesem Erkenntnisschritt ihren Schrecken verloren haben. Wie sorgt nun die Natur dafür, dass sich die Mikroben in den Verdauungssystemen frisch und fit halten?

Dr. Silke Ruppel erwähnt in ihren wissenschaftlichen Arbeiten seit Mitte der neunziger Jahre, dass die Mikroben des Bodens durch die Wurzelspitzen in die Pflanzen einwandern. Sie weist die Bodenmikroben im Pflanzensaft und in den Pflanzenzellen

In den 1990er-Jahren hat Dr. Silke Ruppel vom Institut für Gemüse- und Zierpflanzenbau in Großbeeren/Erfurt e. V.[1] nachgewiesen, dass die Mikroben des Bodens in die Wurzeln der Pflanzen einwandern und, im Pflanzensaft und in den Pflanzenzellen siedelnd, eine wichtige Rolle bei der Ernährung der Pflanze spielen. Bekannt ist schon seit Langem, dass im humosen Boden viele Mikroben leben. Je mehr Humus und organische Substanz ein Boden hat oder ihm zugeführt wird, desto besser, üppiger und stressfreier wachsen die Pflanzen.

[1]   Vgl. http://www.igzev.de.

nach. Diese Mikroben haben wesentlichen Anteil an der Ernährung der Pflanzen. Das steht durchaus im Einklang mit den Forschungsarbeiten von Justus von Liebig, der als Begründer der modernen Düngerlehre gilt. Leider wird in der heutigen Ausbildung meist nur das erste Drittel der Arbeiten von Justus von Liebig berücksichtigt, weil mineralischer Dünger den Massenertrag der Pflanzen offensichtlich sehr fördert.

Zwei Drittel der wissenschaftlichen Arbeiten von Justus von Liebig befassen sich mit der Umsetzung von organischer Substanz im Boden. Ihm wird der Satz „Vergesst den Humus nicht!" als letzter Satz auf dem Sterbebett in den Mund gelegt. Aus der Lebenspraxis wissen alle Gärtner und Landwirte, dass Böden mit viel organischer Substanz einfacher zu bearbeiten sind. Pflanzen wachsen stressfrei und gesund heran. Diese Böden haben eine hohe Wasserspeicherkapazität und einen hohen Nährstoffgehalt. Die Nährstoffe werden aber nur bei ausreichenden Bodentemperaturen pflanzenverfügbar – durch Mikroben, wie wir spätestens seit den Arbeiten von Silke Ruppel wissen. Organische Substanz fand in der landwirtschaftlichen Wissenschaft der sechziger und siebziger Jahre wenig Beachtung, weil höhere Gehalte an Humus die Wirksamkeit der Mittel gegen Unkraut einschränkten. Man wollte eine punktgenaue Pflanzenproduktion, die nur mit mineralischen Düngern möglich ist. Organische Substanzen im Boden sind nur bei ausreichender Wärme mobil. Die in Wasser sich lösenden mineralischen Dünger dagegen stehen in feuchten Böden immer zur Verfügung und lassen die Pflanzen auch dann wachsen, wenn es eigentlich nach dem Plan der Natur nicht warm genug ist.

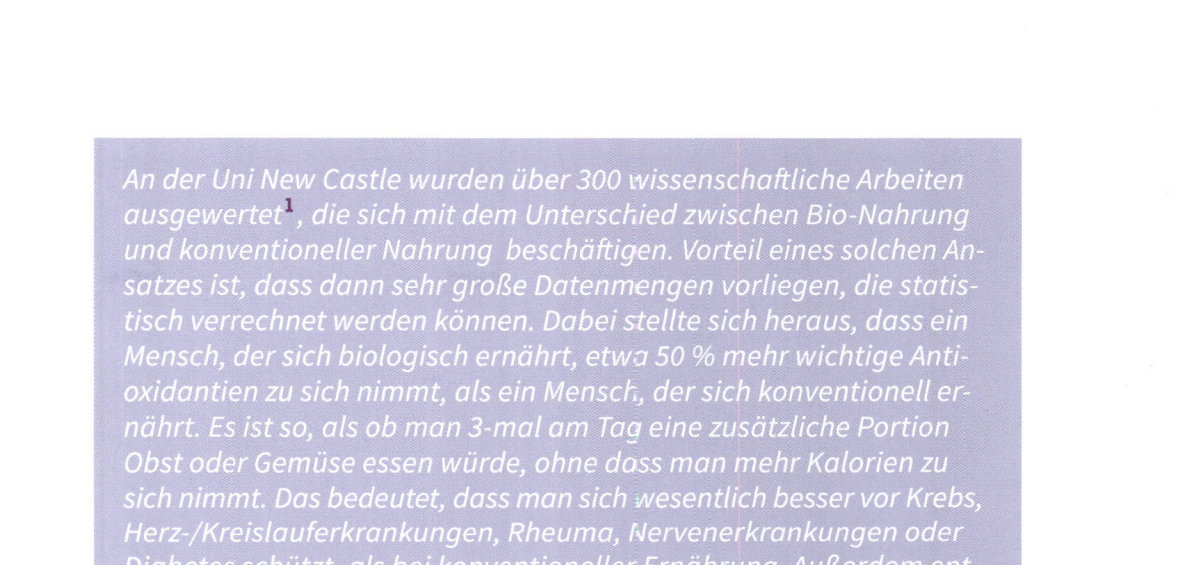

An der Uni New Castle wurden über 300 wissenschaftliche Arbeiten ausgewertet[1], die sich mit dem Unterschied zwischen Bio-Nahrung und konventioneller Nahrung beschäftigen. Vorteil eines solchen Ansatzes ist, dass dann sehr große Datenmengen vorliegen, die statistisch verrechnet werden können. Dabei stellte sich heraus, dass ein Mensch, der sich biologisch ernährt, etwa 50 % mehr wichtige Antioxidantien zu sich nimmt, als ein Mensch, der sich konventionell ernährt. Es ist so, als ob man 3-mal am Tag eine zusätzliche Portion Obst oder Gemüse essen würde, ohne dass man mehr Kalorien zu sich nimmt. Das bedeutet, dass man sich wesentlich besser vor Krebs, Herz-/Kreislauferkrankungen, Rheuma, Nervenerkrankungen oder Diabetes schützt, als bei konventioneller Ernährung. Außerdem enthalten Bio-Lebensmittel eine auffällig geringere Menge Cadmium.

[1] Hier der Link zur Zusammenfassung der Studie:
http://www.soilassociation.org/LinkClick.aspx?fileticket=VtYm9fPwlPk%3d&tabid=2301

Ökoprodukte haben mehr Trockensubstanz

Seit versucht wird, analytisch den Unterschied der Nahrungsmittel aus ökologischem und konventionellem Landbau zu bestimmen, gibt es in fast allen Untersuchungen ein sich signifikant unterscheidendes Messergebnis. Die Trockensubstanz der ökologisch erzeugten Pflanzen ist durchweg höher.

Wenn wir Nahrungsmittel kaufen, wollen wir feste Substanz, die den Bauch füllt und gut schmeckt, nicht unbedingt Wasser. Dieses sichere Messergebnis untermauert die These, dass Pflanzen mit mineralischen Düngern ein Problem haben: Pflanzen brauchen Wasser zur Regulation der Temperatur. Deswegen „schwitzen" sie Wasser über die Spaltöffnungen an der Unterseite der Blätter aus. Käme dort Wasser mit Salzen aus der Düngung an, würde das Salz beim Verdampfen des Wassers auskristallisieren und das Gewebe örtlich schädigen. Deswegen übernehmen die Pflanzen das Salz und die Mineralien aus dem Wasser in die Zellen. Nun müssen sie zusätzliches

Wasser in den Zellen einlagern, weil sonst der ansteigende Salz- und Mineraliengehalt die Funktionen der Zellen beeinträchtigen würde. Somit sind die Zellen überwiegend mineralisch gedüngter Pflanzen prall mit Wasser gefüllt und die Zellwände sind eher dünn. Der Landwirt aber hat Masse – das, was am Markt bezahlt wird. Er kann auf diese Weise viele Kilogramm an prallem Salat, an Kohl, Kartoffeln oder Tomaten anbieten und so den aktuellen ökonomischen Vorgaben folgen.

Ein ökologisch wirtschaftender Landwirt düngt nur mit organischen Materialien, mit Mist, Jauche, Gülle, Kompost, Hornspänen oder auch mit Zwischenfrucht. Ein Grundsatz der

Gesunde Böden sind die Voraussetzung für gesunde landwirtschaftliche Erzeugnisse.

Bio-Bauern ist, dass sie das Bodenleben und nicht die Pflanze ernähren.

Die organischen Materialien sind Futter für die Bodenlebewesen. Pro Quadratmeter leben in einem organisch gut versorgten Boden auch schon mal 10 kg Mikroben in den oberen 20 Zentimetern. Solche Böden beherbergen ebenfalls über 200 Regenwürmer je Quadratmeter. Regenwürmer und andere sichtbare Bodentiere zerkleinern gröberes Material und versetzen es mit ihren Verdauungsmikroben. Wurmhaufen als ein Gemisch von Mikroben und organischen mineralischen Resten sind die fruchtbarste Erde, die wir kennen.

Ökolandbau und Medizin – eine Denkweise

Der in einer Krebsklinik tätige Dr. Hans Peter Rusch untersuchte Bakterien im Boden und im Kot, um daraus Medikamente zu entwickeln. Über einen Artikel in einer Fachzeitschrift kam er mit dem Agrarpolitiker Hans Müller zusammen. In einer jahrzehntelangen Zusammenarbeit entwickelten sie die Grundlagen des organischen Landbaues und wurden damit die Gründer des Bioland-Verbandes für organischen biologischen Landbau.

Rusch prägte den Begriff vom Kreislauf der lebenden Substanz. Diese Denkweise erlaubte ihm, die mikrobiologischen Konditionen der Böden zu erfassen. Er entwickelte den „Rusch-Test", mit dem man die Menge und Qualität der organischen Substanz im Boden bestimmen kann. Sein wichtigstes Buch ist: „Bodenfruchtbarkeit. Eine Studie biologischen Denkens."

Das außerhalb der ökologischen Landwirtschaft bedeutendste Forschungsergebnis ist das Arzneimittel Symbioflor. Ursprünglich aus Kompost und gutem Kot gewonnene Mikroben waren lange Jahre das beste Mittel, um die Darmflora wieder aufzubauen, insbesondere nach Antibiotikumgabe.

Die Ernährung der Pflanzen geschieht durch das Einwandern der Mikroben in die Wurzel und durch im Wasser gelöste Nährstoffe. Dabei bildet die Pflanze kleinere Zellen aus und der Salat oder der Kohl haben wegen der dickeren Zellwände relativ mehr Trockensubstanz. Haben die ökologisch wirtschaftenden Landwirte genügend organische Materialien, so erreichen sie Massenerträge, die über denen konventioneller Landwirte liegen.

Das Problem bei dieser Methode ist, dass sehr viel organisches Material im Boden faulen kann. Kommt es zu Fäulnis, entstehen für die Pflanzen giftige Produkte. Sie werden von der Pflanzenwurzel gemieden, was den Ertrag sinken lässt. Steuert der Landwirt sachkundig, eventuell auch durch Zugabe erwünschter Mikroben, das Milieu im Boden, hat er großen Erfolg.

Pflanzenbausysteme wie „Waldgarten" und „Mulchgarten" zeigen im Kleinen, dass sehr hohe Erträge, höhere als mit mineralischem Dünger, möglich sind. Nach dem Einsatz von Multimikrobenpräparaten, wie *Kanne Brottrunk*, *Effektive Mikroorganismen* (nach Higa), *VitaBiosa* und vielen anderen mehr, zeigt die Praxis, dass auch in großen landwirtschaftlichen Betrieben viel organische Masse in Marktfrüchte verwandelt werden kann. So arbeitende Landwirte nutzen den Boden praktisch als „Darm der Pflanze" und sorgen dafür, dass in diesem Darm keine Fäulnis auftritt.

Pflanzen sind Lebewesen, die kein aktives Verdauungssystem haben. Aus dieser Erkenntnis könnte sich die Meinung bzw. der Glaube entwickelt haben, dass Pflanzen sich überwiegend von Salzen gesund ernähren können. Die Variante, dass sie sich vorzugsweise aus von Mikroben aufbereitetem organischem Material ernähren, erscheint einleuchtender, wie die Entwicklung der Pflanzen auf der Erde in den Jahrmillionen ohne Agrarchemie gezeigt hat. Alle Eiweiße und sonstigen erwünschten Substanzen, die die Pflanze über den Boden, ihren Darm, synthetisieren lässt, ersparen ihr eigene „Arbeit". Die Natur, so wissen alle Naturwissenschaftler, ist ein guter Betriebswirt und macht keine unnötigen Schritte. Die Mikroben des Bodens dienen der Pflanze. Die Pflanze gibt neben organischen Säuren auch Hormone (wie im Verdauungssystem der höheren Lebewesen) und Kohlenhydrate in den

Boden. Sie nimmt also aktiv Einfluss auf die Zusammensetzung der Mikroben im Boden. Dieses sichere Wissen der Biologie lässt die Denkweise, dass Mikroben die Pflanze ernähren, erstarken.

Die oben beschriebenen Zusammenhänge erklären die praktische Lebenserfahrung, dass gesunde Böden die Voraussetzung für gesunde Pflanzen, Tiere und Menschen sind. Gesunde Pflanzen sind auch solche, die eine gesunde Mikrobenstruktur in das Verdauungssystem der höheren Lebewesen bringen. Entwicklung des Lebens bedeutet demnach, dass lebendige Substanz das Lebendige nährt, dass Stoff und Energie sich ständig umbauen und dass viele Wesen auf der Erde entstehen und vergehen. Der Stoff wird in den höheren Lebewesen nicht verbraucht, sondern nur im Körper bis zum Tod zeitweise genutzt. Statisch gebundene Energie erhält die Form der höheren Lebewesen. Die Lebensabläufe verbrauchen Energie. Die Pflanze hingegen sammelt in der Fotosynthese Energie. Isst man einen meist wunderschön geformten Blumenkohl, verlässt der Stoff nach einigen Stunden den Körper, umgeformt als Kot.

Die Ordensregel der Benediktiner schreibt die Anlage von Klostergärten zur Versorgung vor – darin wurde schon immer organisch gedüngt.

Der höhere Organismus hat die Form gebende Energie für sich herausgenommen und scheidet den Stoff wieder aus. Die Pflanze macht aus dem Stoff so viel Blumenkohl, wie es vorher war. Die Natur kann somit unendlich viele Menschen auf der Erde ernähren, weil Energie, erzeugt von der Sonne, in genügendem Maße vorhanden und auch Stoff kein eng begrenzter Mangelfaktor ist. Die Menschen sollten nur lernen, organische Materialien sinnvoll zu bewirtschaften.

Jedes Wesen, das sich von Pflanzen ernährt, nimmt die Mikroben des Bodens auf, auf dem die Pflanze gewachsen ist. Dies scheint eine uralte Erfahrung der Menschen zu sein. Schon der heilige Benedikt von Nursia († 547), der Gründer des Ordens der Benediktiner, legte in seinen Ordensregeln um 500 nach Christus fest, dass sich die Bewohner eines Klosters von den Früchten ihres Gartens ernähren sollten. Gärten wurden schon damals mit dem Kot und Urin aus den Toiletten und dem Mist der Tiere gedüngt. Natürlich muss man beim Management der Kotgruben und des Mistes darauf achten, dass sich dort die erwünschten Mikroben vermehren. Deswegen wurden diese Stellen besonders gepflegt. Die Menschen und die Tiere nehmen in solch einer Kreislaufwirtschaft ständig Bodenm kroben auf und geben über ihren Kot dem Boden die Nachricht, wie es ihnen geht. So gleichen sich die Mikrobenbiotope bei den höheren Lebewesen und in ihrer Umwelt an. Mit jedem Schluck Wasser, mit jedem Luftholen kommen damit nur dem Körper bekannte Mikroben in ihn hinein. Man kennt sich und man verträgt sich, kann man vereinfacht sagen. Mensch und Tier bleiben gesund.

Dass die Mikroben in das Tier oder den Menschen nur durch das Maul oder den Mund gelangen können, ist logisch. Also muss jede Mikrobenfamilie, die man im Darm findet, oral zugeführt worden sein. Das gilt für erwünschte und für unerwünschte Mikroben. Somit ergibt sich als logische Konsequenz, dass es sinnvoll ist, die Mikrobenbiotope im Umfeld von Mensch und Tier so zu beeinflussen, dass die erwünschten Mikroben die Herrschaft ausüben.

Über unsere Ernährung können wir die Qualität der Mikroben, die unseren Darm funktionsfähig machen, steuern. Frisch und aus der Region sollten die Lebensmittel sein. Wenn Sie dann noch Bio-Ware bevorzugen, haben Sie das Beste getan, was vorsorgend möglich ist.

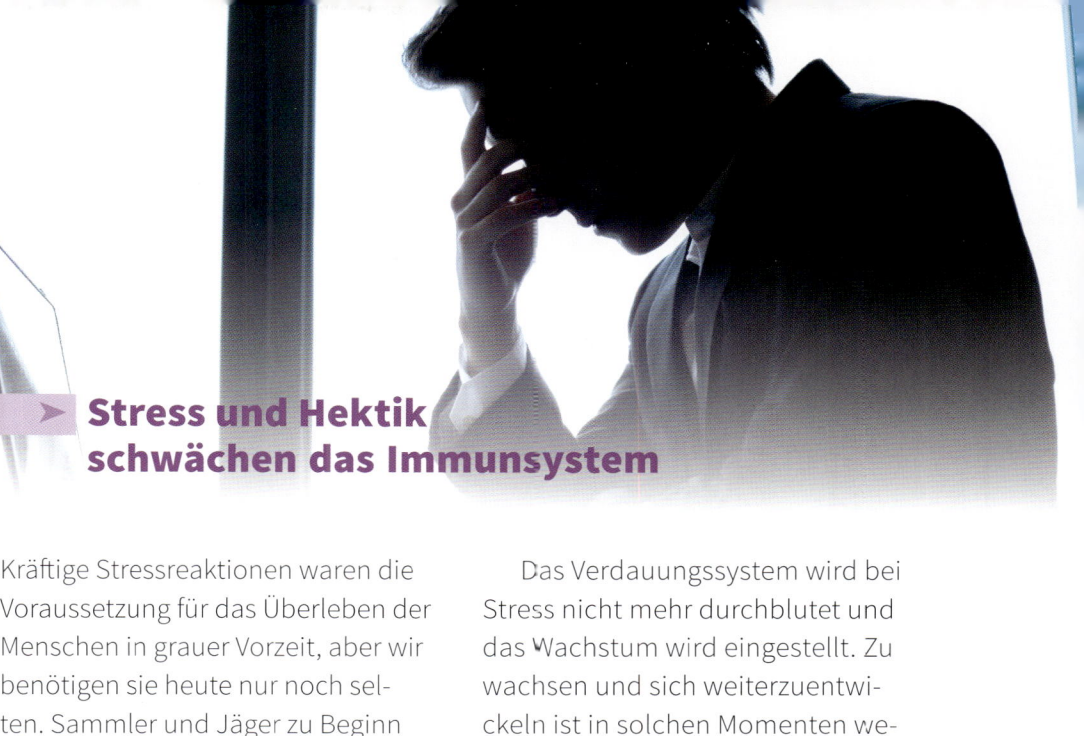

Stress und Hektik schwächen das Immunsystem

Kräftige Stressreaktionen waren die Voraussetzung für das Überleben der Menschen in grauer Vorzeit, aber wir benötigen sie heute nur noch selten. Sammler und Jäger zu Beginn der menschlichen Entwicklung überlebten die zahlreichen Gefahren nur, wenn sie ausgeprägt schnelle Reaktionen hatten, die ihnen einen erfolgreichen Kampf oder die Flucht ermöglichten. Diese über viele Generationen selektierten Verhaltensweisen sind heute sozial eher hinderlich und beeinträchtigen die Gesundheit, weil Flucht und körperlicher Kampf nicht mehr den Alltag bestimmen. Viele sogenannte Zivilisationskrankheiten werden auf Stress zurückgeführt. Es ist üblich geworden, eigene Unzulänglichkeit mit „Ich habe Stress" zu entschuldigen und jeder hat ein Einsehen mit gestressten Menschen.

Das Verdauungssystem wird bei Stress nicht mehr durchblutet und das Wachstum wird eingestellt. Zu wachsen und sich weiterzuentwickeln ist in solchen Momenten weniger wichtig. Das innere Immunsystem stellt augenblicklich seine Aktivität ein, weil es für das Überleben wichtiger ist, zu fliehen, als eine vereiterte Mandel im Hals wieder funktionsfähig zu machen. Das Immunsystem verbraucht zu viel Energie, wie jeder bei einer fiebrigen Erkrankung schon erlebt hat. Man ist unerdlich müde und hat kaum Energie für bewusstes Denken übrig. Gönnt man sich einen „Heilschlaf", gibt man dem Körper also die Chance, die vorhandene Energie zur Heilung zu nutzen, dann überwindet man eine solche fiebrige Erkrankung im Regelfall schneller.

Stressreaktionen beginnen mit der Wahrnehmung von Gefahr, heute oft von scheinbarer Gefahr. Die Wahrnehmung aktiviert den Hypothalamus zur Ausscheidung von CRF (Corticotrophin Releasing Factor). CRF aktiviert die zuständigen Zellen in der Hypophyse. Diese sondert ACTH (Adrenocorticotrophes Hormon) ab. Über das Blut gelangt ACTH zu den Adrenalindrüsen, die sofort das Adrenalin-Hormon ausschütten. Diese Hormonfolge bewirkt, dass zusätzliche Körperkraft für Flucht oder Kampf entsteht und dass die nicht für diese Tätigkeiten notwendigen Organe mit weniger Blut versorgt werden. In diesem Moment werden die für das Überleben weniger wichtigen Energieverbraucher gleichsam abgeschaltet.

Der Stress-Mechanismus ist so wirksam, dass bei Transplantationen Stresshormone eingesetzt werden, um Abwehrreaktionen gegen das fremde Gewebe zu unterdrücken. Weiterhin ist es bei Flucht und Kampf wenig sinnvoll, die vordere, viel Energie verbrauchende Großhirnrinde einzusetzen, weil bewusstes Denken zu langsam ist. Bewusstes Denken verbraucht 700-mal mehr Energie, als die rein mechanische Nutzung des erlernten und im Nervensystem gespeicherten Wissens. Das Hinterhirn, Sitz der instinktiven Reaktionen, reicht völlig zur Steuerung des Körpers aus. Es war in den alten Zeiten bei Flucht und Kampf notwendig, dass das bewusste Denken ausgeschaltet wurde. Die Konsequenz ist jedoch: Stress macht dumm. Unter Stress wird alle Kreativität ausgeschaltet. Auf die Zukunft ausgerichtetes Denken kann nicht geleistet werden. Das wurde in mehreren wissenschaftlichen Arbeiten nachgewiesen.[15]

Hier sei nur knapp erwähnt, dass Angst Stress verursacht und dass die daraus resultierende Dummheit unter Umständen erwünscht sein könnte. Alles, was Angst macht, verhindert die Entwicklung des Bewusstseins, weil das System der Stresshormone gesteuertes Denken verhindert.

Stress macht auch vergesslich und nach Untersuchungen des niederländischen Neurobiologen Ron

---

15 H. Takamatsu, A. Noda et al.: *A PET study following treatment with a pharmacological stressor, FG7142, in conscious rhesus monkeys.* In: *Brain Research 980*, 2003, S. 275–280. – A. F. T. Arnsten and P. S. Goldman-Rakic: *Noise Stress Impairs Prefrontal Cortical Cognitive Function in Monkeys. Evidence for a Hyperdopaminergic Mechanism.* In: *Archives of General Psychiatry*, Vol. 55, No. 4, April 1998, S. 362–368.

de Kloet steigt durch dauernde Stressbelastung das Risiko, im Alter an Demenz zu erkranken[16]. Er konnte bei Meerschweinchen und Ratten nachweisen, dass die hirnorganischen Veränderungen durch Stress denen eines Alterungsprozesses ähneln. Aber von ihm kommt auch der Lösungsweg, denn inzwischen ist es in der Wissenschaft unstrittig, dass unsere Nerven regenerieren können. Bis ins hohe Alter ist es möglich, dass sich neue Verbindungen von Nervenzellen bilden können. Das sagt aus, dass wir Neues lernen und geschädigte Areale überbrücken können. Aktiv Neues lernen ist jederzeit möglich und hilft, Sünden aus der Vergangenheit zu kompensieren.

Da die Verdauung durch Stress eingestellt wird, entstehen Verschiebungen unterschiedlicher Art im Darm. Kohlenhydrate, Fette und Eiweiße werden im Dünndarm nicht verstoffwechselt. Damit wandern diese Nahrungsbestandteile in einen anderen Abschnitt des Darms, nämlich den Dickdarm, der mit schwer verdaulichen Nahrungsbestandteilen umgehen kann. Dort entwickelt sich sehr schnell Fäulnis. Die kann so bestimmend sein, dass der Körper eine Notreaktion einleitet und die faulende Masse als Durchfall ausscheidet. Jeder, der sich schon einmal „zu Tode" erschrocken hat, kennt diese Reaktion und kennt auch den aufdringlich fauligen Geruch dieses Kotes. Das faulende Mikrobenbiotop muss hinaus. Selbst wenn kein Durchfall eintritt, ist bei Stress allein schon am veränderten Geruch der Exkremente dieser Vorgang zu erkennen. Erwünschte Mikroben gelangen später wieder mit der Nahrung in den Darm, damit die lebensfördernden Funktionen erneut aufgenommen werden können und der dreifache Biofilter der Schleimhäute wieder arbeiten kann.

Angst und Stress kann man riechen. Die Haut ist auch ein Ausscheidungsorgan und gilt in vielen medizinischen Aussagen als Spiegel des Darms. Stress verändert damit auch die mikrobielle Besiedlung auf der Haut. Desinfektion und Geruchsüberlagerungen mit Kosmetika scheinen den Ursprung des unerwünschten Geruchs nicht grundlegend zu beeinflussen.

---

16   http://www.zeit.de/karriere/2012-08/stress-gesundheit-gehirnleistung

Entstehung einer erwünschten mikrobiellen Erstbesiedlung der Verdauungsorgane von Nachkommen

Nachkommen wachsen im Mutterleib ohne mikrobielle Besiedlung der Verdauungsorgane heran. Der pH-Wert liegt je nach Art bei der Geburt über 10 im alkalischen Bereich. Sinnvolle Verdauungsreaktionen laufen jedoch überwiegend im sehr schwach alkalischen bis leicht sauren Bereich ab. Diese Veränderung des pH-Wertes wird durch mikrobielle Besiedlung der Verdauungsorgane sichergestellt. Die Besiedlung erfolgt immer durch den Mund. Im Geburtsakt steht als erste Mikrobenquelle die Schleimhaut im Geburtskanal der Mutter zur Verfügung, die bei einer gesunden Mutter einen pH-Wert von unter 4 hat. Dort erhält der Nachkomme mit Sicherheit eine gute Erstbesiedlung der eigenen Haut und hoffentlich viele Mikroben, die sich auf den Schleimhäuten etablieren können. In der landwirtschaftlichen Praxis gilt, dass die Grundlage des Erfolgs der Jungtieraufzucht durch die Stressfreiheit der Mutter abgesichert wird. Bedenkt man nun, wie man in unserer

Gesellschaft mit Müttern umgeht und wie man Geburten immer noch organisiert, so kann einem um die Zukunft bange werden.

Schaut man auf die Baupläne der Natur für höhere Organismen, so könnte man annehmen, die Natur habe völlig fehl geplante Wesen erschaffen. Geburtsöffnungen und Ausscheidungsöffnungen liegen eng beieinander. Zusätzlich treten fast regelmäßig Stuhl- und Harnentleerungen bei der Geburt auf. Das sei höchst unhygienisch, sagt vielfach die heutige Lehre der Medizin und der Hygiene. Stellt man jedoch Überlegungen aus der umfassenderen Perspektive der Mikrobiologie an, entdeckt man den Sinn dieser Baupläne. Im Kot befinden sich alle Mikroben, die das Leben der Mutter aktuell erhalten. Diese Mikrobenstruktur soll möglichst schnell die Entwicklung des Lebens des Nachkommen schützen. Als Tierhalter und Züchter weiß man, dass viele Jungtiere den Kot der Mutter fressen. Der Sinn dieses instinktiven Verhaltensmusters ist deutlich erkennbar.

Ein weiterer Faktor, warum eine erwünschte mikrobielle Erstbesiedlung der Verdauungssysteme von Nachkommen für eine langfristige Gesundheit nötig ist, soll hier noch kurz erwähnt werden. Das Bauchhirn, also die Nerven, die die glatte Muskulatur steuern, ist wie das zentrale Nervensystem bei einem Neugeborenen nur minimal vorgeprägt. Das System der Bauchnerven ist aber lernfähig durch Umweltreize, also durch die Nahrung und die mit der Nahrung einwandernden Mikroben. Frühe unerwünschte mikrobielle Besiedlungen beeinflussen den Rest des Lebens. So könnte es sinnvoll sein, gerade bei Geburten auf eine erwünschte mikrobielle Besiedlung der Mutter und der Räume, in denen Geburten stattfinden, zu achten.

Eine Forschergruppe aus Veterinären und Humanmedizinern befasste sich mit der Frage, inwieweit die Geburtsumstände die Erstbesiedlung der Därme von Neugeborenen beeinflussten. In dieser Gruppe wurde diskutiert, ob zum Beispiel das Aufmerksamkeits-Defizit-Syndrom bei Kindern durch mikrobielle Fehlprägungen gefördert werde. – Ähnliche Erscheinungen von „Übernervosität" beobachteten wir auch bei sehr teuren Fohlen, die in Tierkliniken entbunden wurden.

Ein weiterer Faktor, der das Leben eines Neugeborenen beeinflusst, ist die möglichst frühe und ausreichend hohe Gabe der ersten Muttermilch, der Kolostralmilch. In dieser ersten Milch befindet sich bei einer gesunden Mutter eine hohe Konzentration von Immunglobulinen, Eiweißstoffen, die vor krank machenden Mikroben und deren Stoffwechselprodukten schützen. Die Kolostralmilch hat den begründeten Ruf, dass sie dem Nachkommen über die Zeit hilft, bis er sein eigenes mikrobielles Immunsystem aufbauen kann.

Gebären ist ein echter energetischer Kraftakt. Der Körper der Mutter konzentriert sich ausschließlich auf die Funktion der Austreibungsmuskulatur. An dieser Stelle werden alle Energiereserven gebraucht. Deswegen laufen physiologisch ähnliche Vorgänge wie bei Stressreaktionen ab. In dieser Zeit, so hat die Natur entschieden, braucht eine Mutter nicht nachzudenken und auch nicht zu verdauen. Deswegen minimiert der Körper für die nicht zur Geburt benötigten Organe die Versorgung mit Sauerstoff.

Im Darm entsteht daher ein Sauerstoffmangel, der dazu führt, dass die Darmwand durchlässig wird für größere Eiweißbausteine, die sogenannten Immunglobuline. Das sind Eiweiße, die von den Mikroben im Darm zur Regelung des Durchlasses von Stoffen und zur Regulierung von erwünschten und unerwünschten Mikroben gebildet werden. Sie gehören zuerst einmal in den Darm der Mutter. Da aber dem Nachkommen genau diese Antikörper fehlen, ist es sinnvoll, dass die Immunglobuline durch die Darmwand über das Blut der Mutter in die Milchdrüse transportiert werden. Dann kommen sie über die erste Milch, die der Nachkomme aufnimmt, in dessen Darm und haben dort wieder einen angemessenen Wirkungs- und Arbeitsplatz.

Die Möglichkeit, dass die großen Eiweiße durch die Darmwand der Mutter wandern können, ist sehr beschränkt. Das ist wieder recht klug geplant. Denn wenn in der Darmwand Sauerstoffmangel herrscht, fällt Eisen aus und gelangt in den Darminhalt. Dabei entstehen Tendenzen zur Verstopfung.

Verstopfung bedeutet, dass der Darminhalt länger, als von der Natur geplant, im Darm verweilt. Dabei besteht immer die Gefahr, dass er zu faulen beginnt. Im Fäulnisprozess entstehen auch größere unerwünschte Eiweiße, die das Leben behindern und die nicht in die Milch kommen sollen. Deswegen schließt sich das Fenster sehr schnell wieder, durch das die Immunglobuline in das Blut der Mutter gewandert sind, sobald die Geburt vorbei ist.

Nun stellen wir uns einmal eine Mutter oder eine Tiermutter vor, die in den letzten Wochen vor der Geburt unter Stress steht. Wir erinnern uns an die Auswirkungen von Stress auf die Verdauung. Im Dickdarm kommt es bei Stress zwangsläufig zu einer Anreicherung mit Botulin, dem Stoff, der die Nerven für die Aktivierung der glatten Muskulatur lähmt. Stünde eine Mutter entsprechend unter Stress, wäre zwangsläufig in der Phase, in der die Immunglobuline ins Blut überwechseln können, auch die Voraussetzung dafür gegeben, dass Botulin in das Blut und in die Kolostralmilch gelangt. Dann würden vom Anfang des Lebens an die inneren Organe mit einem Nervengift belastet. Deswegen sorgen wir für unsere Nachkommen am besten dadurch vor, dass wir den Müttern die Möglichkeit geben, sich auf das neue Leben einzustellen. Bemühen wir uns, Freude, Ruhe und Entspannung in ihre Umgebung zu bringen.

➤ Was sind Multimikrobenpräparate?

Multimikrobenpräparate sind Produkte, die mit üblicherweise in der Natur für Tier und Mensch als nützlich erkannten Bakterien, Hefen, Pilzen und anderen Einzellern hergestellt werden. Die verwendeten Arten kommen üblicherweise im milchsauren Milieu vor. In Naturprodukten versammeln sich, wie zum Beispiel in natürlich sauer gewordener Milch oder im Sauerteig, eine sehr große Anzahl unterschiedlicher Arten, die wir bis heute nicht alle wissenschaftlich eindeutig definiert haben.

Vergleichbare Mikrobenbiotope fand Dr. Rusch, ein Humanmediziner, im Boden und im Kompost. Aus diesen Ausgangsstoffen kreierte er das bekannte Mittel *Symbioflor*, das in der Medizin nach der Gabe von Antibiotika mithilft, eine gesunde Darmflora wieder herzustellen. Denn nur eine gesunde Darmflora verhindert, dass Folgekrankheiten nach Antibiotika begrenzt oder verhindert werden.

Traditionell gelten Sauerkraut und Sauerteigbrot, milchsaure Gemüse wie Sauerkraut oder milchsaure

Getränke wie der russische Kwass (in Wasser gebröseltes Sauerteigbrot, das nach zwei bis drei Tagen ein leicht moussierendes Sauergetränk wird), Joghurt, Kefir als gesundheitsfördernd. Traditionell entstehen diese Lebensmittel ohne eine Zugabe von Starterkulturen aus den natürlich in der Umwelt vorkommenden Mikroben.

Unter unseren heutigen Lebensbedingungen haben die Lebensmittel mit den traditionellen Bezeichnungen aber eine andere Produktionsweise. Sauerteigbrote werden nur noch in Ausnahmefällen traditionell hergestellt. Joghurt muss in wenigen Stunden fertig sein, weil sonst der Produktionsprozess zu kostenaufwendig wird. Sauerkraut darf nicht mehr nachsäuern, weil der Kunde sonst den Geschmack einer Marke nicht wiedererkennt. Aus solchen Gründen hat man spezielle Mikrobenarten gezüchtet, zum Teil mit umstrittenen Verfahren, die die Produktionsverfahren abkürzen. Auch pasteurisiert man mit Mikroben hergestellte Produkte, damit deren mögliche Lebendigkeit die Ware nicht weiter beeinflusst.

In diese Lücke mangelnder Natürlichkeit stoßen die Hersteller von Multimikrobenpräparaten. Vor über 20 Jahren entwickelte der japanische Gartenbauprofessor Teruo Higa die Effektiven Mikroorganismen mit dem weltweit geschützten Produktnamen *EM1*. In Deutschland entwickelte der Bäckermeister Wilhelm Kanne zur vergleichbaren Zeit den *Kanne-Brottrunk*. Als sich diese Produkte am Markt als sehr erfolgreich erwiesen, fanden andere Forscher weitere Produkte. Der Nahrungsmittelergänzungshersteller *Tisso* beispielsweise entwickelte auf der Grundlage dieser Philosophie seine *EMsan* Produkte. Lebensmittelkonzerne entwickelten probiotische Joghurt-Drinks. Inzwischen dürfte die Zahl der milchsauren Multimikrobenpräparate einige Hundert betragen. Alle Anbieter betonen, dass sie mit lebenden Mikroben den Kunden Gutes tun wollen. Der Markt zeigt, dass für die unterschiedlichen Produkte jeweils Nachfrage besteht und die Menschen sie zur Unterstützung ihrer Gesundheit nutzen.

Einige Beispiele für Multimikrobenpräparate

► EMIKOSAN, probiotisches Getränk, www.emiko.de
► Multi Impuls, Probiotisches Fermentprodukt, www.em-chiemgau.de
► Darm Fit, Amino-comp, 77794 Lautenbach
► Pro EM san und Pro EM san pur, www.tisso.de
► FloraSan, www.naturepower.ch
► Kanne-Brottrunk, www.kanne-brottrunk.de
► Sauerkraut und Sauerkrautsaft, nicht pasteurisiert
► Milchsaure Gemüse und Gemüsesäfte, nicht pasteurisiert
► Buttermilch, nicht pasteurisiert
► Sauermilch, selbst hergestellt
► Kwass oder Brottrunk, selbst hergestellt
► Kefir, selbst hergestellt
► Joghurt, nicht pasteurisiert

➤ Fazit

Die Natur hat mithilfe der Mikroorganismen ein sehr sicheres System zur Erhaltung der Gesundheit von Pflanze, Tier und Mensch entwickelt. Es ist so einfach, dass man es fast nicht glauben kann. Diese Einfachheit lähmt auch viele Menschen, sich den neu ergebenden Lösungen zu nähern. Sie glauben, die Welt sei komplizierter. Kampf scheint bei der Gesundheitsvorsorge nicht mehr notwendig zu sein. Es ist offensichtlich sinnvoller, sich in den Lauf des Lebens zu stellen und die Vorgaben der Natur zu nutzen. Mikrobensysteme stützen uns. Diese kleinen Einzeller sind sehr intelligent agierende kleine Helfer.

Jörg Blech ist Wissenschaftsjournalist und Autor einiger Bücher, z. B. *Der besiedelte Mensch*, in denen er die Bedeutung von Mikroben für die Entwicklung der Menschen und der Natur dargelegt hat. Er kommt in dem Beitrag *Enttarnung der Untermieter* im Magazin *Der Spiegel* zu folgendem Ergebnis: „Durch die gezielte Zugabe erwünschter Bakterien ließe sich der Superorganismus Mensch nach den Vorstellungen des größten Wirts programmieren."[17]

Beginnen wir also mit Gesundheitsvorsorge für Menschen und Tiere durch die Besiedlung der Nahrung, der Wohnungen und Ställe mit erwünschten Mikroben. Arbeiten wir nach dem „Prinzip des besetzten Stuhls" und verhindern wir so, dass die Freiräume für potenziell pathogene Keime mit den erwünschten Keimen besetzt sind. Nutzen wir das uralte Wissen zur Herstellung milchsaurer Lebensmittel. Dehnen wir die Anwendung dieses Wissens auf die Hygiene und die Landwirtschaft aus. In der landwirtschaftlichen Praxis in Europa und in über 130 Ländern dieser Welt zeigen Landwirte, die bereits seit vielen Jahren nach dieser Denkweise handeln, dass diese Strategie erfolgreich ist. Es gibt Landbausysteme, die mit wenig industrieller Vorleistung Lebensmittel herstellen und dabei auch die Intelligenz und die das Leben stützenden Möglichkeiten von Mikroben nutzen. Um den Weg „zurück zur Natur" zu gehen, braucht niemand vorhandenes Wissen und vorhandenen Komfort aufzugeben. Wir sollten das vorhandene wissenschaftlich erarbeitete Wissen nutzen und den Kreisläufen des Lebens folgen. Ein wenig mehr Intelligenz im Umgang mit organischer Substanz würde uns Menschen von viel Leid und hohen Entsorgungskosten befreien.

---

17   Jörg Blech: *Enttarnung der Untermieter*. In: *Der Spiegel*, Nr. 21, 2007, S. 140.

Der Darm – Wurzel unseres Körpers

Albert Hesse   *Heil- und Chiropraktiker*
Ralf Meyer   *Heilpraktiker*

Vorwort

Dieser Aufsatz liefert Ihnen wichtige Gesundheitsinformationen rund um den Darm. Ein kranker Darm kann die Ursache für viele Erkrankungen sein. Migräne, Allergien, Neurodermitis, Heuschnupfen, Asthma, chronische Schmerzleiden bis hin zu Rheuma, Depressionen und Angstzustände, chronische Darmerkrankungen, Immunsystemerkrankungen, Herz und Blutgefäßerkrankungen, chronische Müdigkeit und Konzentrationsmangel sind Erkrankungen, welche ca. 80 % unserer Bevölkerung betreffen und weit häufiger mit einem kranken Darm zusammenhängen, als man bisher gedacht hat. Selbst ADS, das *Aufmerksamkeits-Defizit-Syndrom*, scheint von einem kranken Darm mit verursacht zu werden.

Dieser Aufsatz soll Ihnen helfen, Ursachen und Zusammenhänge dieser Erkrankungen zu verstehen. Wir wollen erreichen, dass der Mensch aufgeklärt ist und kritischer mit Nahrungsmitteln umgeht. Das meiste, was uns vorgesetzt wird, ist chemisch oder auf eine andere Weise behandelt worden. Zum Beispiel: Wussten Sie, dass fast alle sogenannten „natürlichen Aromastoffe" der Lebensmittelindustrie durch Schimmelpilze produziert werden?

Die meisten Lebensmittelzusätze werden gar nicht oder nur in harmloser Darstellung deklariert. Das Verbrauchervertrauen wird hier rücksichtslos ausgenutzt. Falsche Ernährung, Medikamente und vor allem bestimmte Nahrungsmittelzusätze, von denen es reichlich gibt, haben einen stark schädigenden Einfluss auf unseren Körper. Einige dieser Stoffe werden wir in einem Extrakapitel behandeln und ein bisschen Licht ins Dunkel bringen.

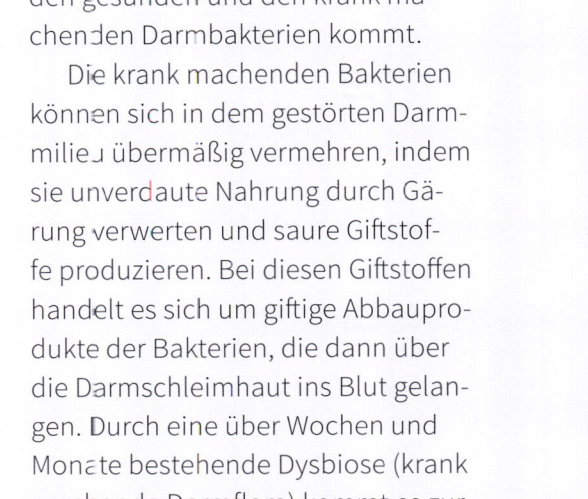

Eine kranke Darmflora hat Auswirkungen auf unseren gesamten Organismus.

Wir alle könnten wesentlich gesünder sein und älter werden, wenn wir ein wenig mehr auf einen gesunden Darm achten würden. Er ist die Wurzel unseres Körpers, vergleichbar einem Baum, der ein gesundes Wurzelwerk benötigt, um gesund zu wachsen.

Albert Hesse, Heilpraktiker

Eine gesunde Darmflora besteht aus 400 verschiedenen Bakterienstämmen, neuere Quellen sprechen von über 2000 verschiedenen Mikroben. Diese Bakterien leben mit uns in einer Symbiose und bilden das Immunsystem der Darmschleimhaut-Oberfläche.

Der Darm eines Babys ist steril. Erst während der Geburt und durch das Stillen beginnt die Besiedlung des Darms mit Bakterien. Diese besiedeln den Darm wie einen Rasenteppich. Wir besitzen zehnmal mehr Darmbakterien als eigene Körperzellen.

Ein Teufelskreislauf entsteht

Das gesunde Milieu der Darmflora verändert sich im Laufe des Lebens durch Fehlernährung, Antibiotika, Konservierungsstoffe und andere Lebensmittelzusätze so, dass es zu einem Ungleichgewicht zwischen den gesunden und den krank machenden Darmbakterien kommt.

Die krank machenden Bakterien können sich in dem gestörten Darmmilieu übermäßig vermehren, indem sie unverdaute Nahrung durch Gärung verwerten und saure Giftstoffe produzieren. Bei diesen Giftstoffen handelt es sich um giftige Abbauprodukte der Bakterien, die dann über die Darmschleimhaut ins Blut gelangen. Durch eine über Wochen und Monate bestehende Dysbiose (krank machende Darmflora) kommt es zur Veränderung der Darmschleimhaut und der Darmwände. Dies führt zu einer erhöhten Durchlässigkeit der Darmwand (durch eine einfache Stuhluntersuchung erkennbar). Das ist die eigentliche Ursache der chronischen Übersäuerung – sprich Vergiftung des gesamten Stoffwechsels. Auf diese Weise entstehen chronische Entzündungsprozesse im Körper. Die Darmschleimhaut kann mit einem Maschennetz verglichen werden, welches so dicht ist, dass (große) Giftstoffmoleküle es nicht durchdringen können. Bei einer Dysbiose zieht sich die Darmschleimhaut jedoch zurück, wodurch die Maschen infolge der ständigen Schleimhautbelastung immer größer werden, sodass Giftstoffmoleküle in zunehmendem Maße die Darmwand durchdringen können.

Dadurch bedingt wird auch das Immunsystem zunehmend geschädigt; denn etwa 80 % unseres Immunsystems stehen in direktem Zusammenhang mit dem Darm. Beispielsweise ist jede zehnte Zelle im Darm eine sogenannte „lymphatische Immunzelle". Diese Immunzellen werden bei einer bestehenden Dysbiose zerstört, d. h. funktionsuntüchtig; es entsteht eine latente Immunschwäche. Die Darmschleimhaut kann sich nicht mehr ausreichend gegen Krankheitserreger, Parasiten und Pilzbefall wehren. Zudem können wichtige Immunzellen für den Körper nicht mehr in ausreichenden Mengen produziert werden.

▌ Leaky-Gut-Syndrom

In der Medizin werden diese Veränderungen der Darmschleimhaut als „Leaky-Gut-Syndrom" bezeichnet (der leckende Darm). Nicht nur die krankhaften Darmbakterien oder Pilze bilden Verdauungsgifte. Auch von gesunden Bakterien werden bestimmte Verdauungsgifte produziert, welche von einer gesunden Schleimhaut zurückgehalten werden und nicht in den Körper gelangen können. Beim Leaky-Gut-Syndrom ist die Schleimhaut so gestört, dass auch normale Verdauungsgifte in den Körper gelangen. Durch eine einfache Stuhluntersuchung lässt sich die Durchlässigkeit der Darmschleimhaut genau bestimmen. Hier wird das Alpha 1 Antitrypsin bestimmt. Erhöhte Werte zeigen dann eine erhöhte Durchlässigkeit der Darmschleimhaut an.

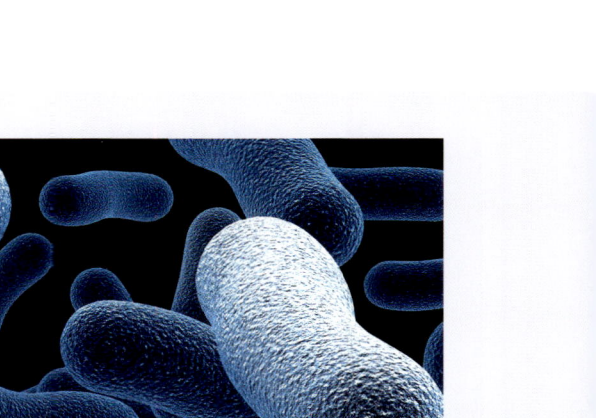

Die Regeneration, d. h. die Wiederherstellung der Schleimhautfunktion, dauert bis zu eineinhalb Jahren. In dieser Zeit ist es wichtig, den
Darm bzw. die Darmschleimhaut mit
den richtigen, den gesunden Bakterien durchgehend zu therapieren.
Ziel ist es, die erhöhte Durchlässigkeit der Darmschleimhaut wieder zu-
rückzubilden und eine intakte Darmflora aufzubauen. Eine gesunde
Darmschleimhaut nimmt keine Allergene auf, da diese durch das in
der Schleimhaut befindliche Immunsystem sofort zerstört werden. Beim

Leaky-Gut-Syndrom können Allergene ungehindert die Darmwand durchdringen und so eine generalisierte Allergie oder eine Nahrungsmittelaller-
gie auslösen. Um zu verhindern, dass
Allergene auf diese Weise in den Körper
gelangen, muss sich die Schleimhaut
wieder regenerieren und schließen.
Dazu ist es notwendig, probiotische
Effektive Mikroorganismen über einen
längeren Zeitraum anzuwenden, da
diese speziellen Mikroorganismen die
Darmschleimhaut ernähren, reinigen
und die Schleimhautfunktion wieder
herstellen können.

Ein Leben in Symbiose

Zu Beginn der Evolution gehörten Bakterien zu den ersten Lebensformen. Bakterien bzw. Mikroorganismen haben von Anfang an in und mit allen Lebewesen in einer Symbiose gelebt. (Symbiose: Ein gemeinsames Leben zu gegenseitigem Nutzen und in beiderseitiger Abhängigkeit, d. h. ein Leben ist ohne den jeweils anderen in dieser Form nicht möglich). Bakterien haben wichtige Aufgaben für unseren Stoffwechsel und unser Immunsystem übernommen. Eine gesunde Bakterienflora ist ebenso wichtig wie jedes unserer Organe. Leider wird das in unserer heutigen Zeit zu wenig beachtet und der Darmflora kein angemessener Stellenwert eingeräumt. Daher haben wir viele chronisch kranke, stark übersäuerte Patienten.

Entzündungsstoffwechsel

Gelangen große Mengen an sauren Giften durch das Leaky-Gut-Syndrom in den Körper, ist er gezwungen, den größten Teil dieser Gifte im Gewebe abzulagern. Dies trifft umso mehr zu, je intensiver die Darmschleimhautfunktionen gestört sind. Giftdepots

Ein neugeborenes Fohlen leckt instinktiv am Dung der Mutter, um sich mit den notwendigen Darmbakterien zu versorgen.

sind z. B. die Muskulatur, das Bindegewebe und die Fettzellen. Der Körper versucht zunächst, die Gifte aus dem Stoffwechsel zu schleusen, indem er sie in den Depots ablagert. Wenn eine bestimmte Konzentration an Giften erreicht ist, reagiert der Körper hierauf mit einer Entzündung. Nur über diese Entzündungsprozesse ist der Körper in der Lage, einen Teil der Gifte wieder abzubauen. Wenn wir an einer Grippe oder einem bakteriellen Infekt erkranken, dann werden wir weniger durch die Erreger selber krank als durch die Gifte, die sie produzieren. Diese kann der Körper nur über den Entzündungsstoffwechsel abbauen. Je nachdem, wo sich die Gifte im Körper ablagern, können hierdurch die verschiedensten Krankheiten entstehen.

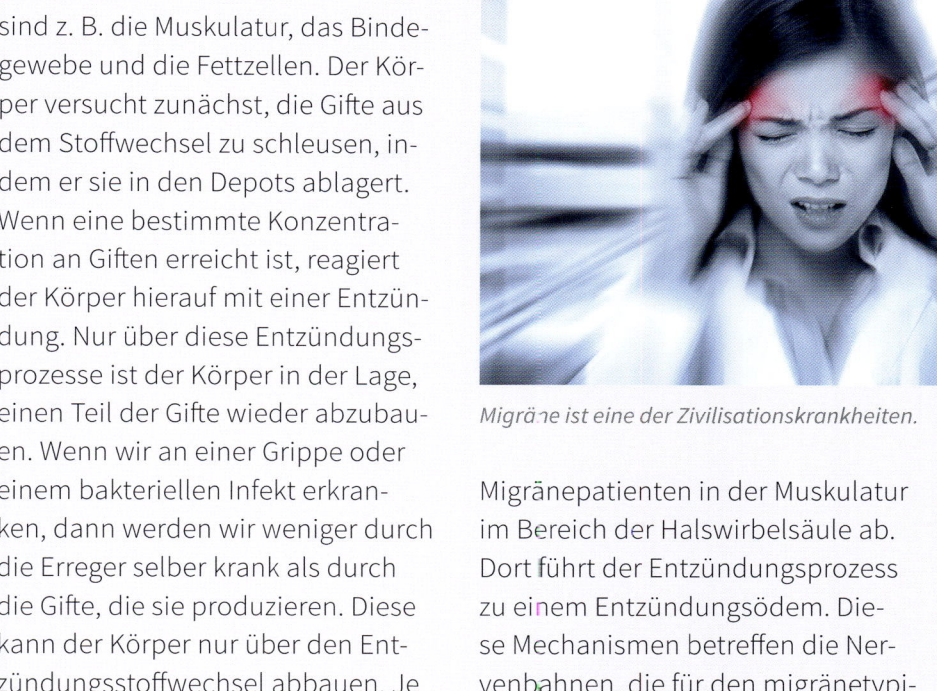

Migräne ist eine der Zivilisationskrankheiten.

Migränepatienten in der Muskulatur im Bereich der Halswirbelsäule ab. Dort führt der Entzündungsprozess zu einem Entzündungsödem. Diese Mechanismen betreffen die Nervenbahnen, die für den migränetypischen Schmerz verantwortlich sind. Die betroffenen Nervenbahnen treten als Spinalnerven aus dem Rückenmark der Halswirbelsäule aus und laufen über den Kopf nach vorn bis zu den Augen und zum Gesicht.

Beispiele für Erkrankungen, die infolge einer Dysbiose entstehen

1. Migräne

Bei der Migräne handelt es sich auch um eine Säureerkrankung mit entzündlichem Charakter. Die Säuren lagern sich bei einem

2. Allergien, Neurodermitis, Asthma und Heuschnupfen

Der Stoffwechsel versucht, einen Teil der Gifte über die Haut oder die Schleimhaut auszuscheiden. Die Säuren reizen nun die in der Haut oder der Schleimhaut befindlichen Immunzellen, sodass diese beginnen, mit Entzündungen gegen die Gifte zu reagieren. Das lässt sich auch durch eine Blutuntersuchung bestätigen. Es kommt zum Anstieg bestimmter Immunparameter. Durch die ständige entzündliche Reaktion des Immunsystems auf diese Gifte kommt es im Laufe der Zeit zu einer überschießenden Immunreaktion (= Allergie). Hat die Schleimhaut nun mit eiweißhaltigen Stoffen Kontakt, wie z. B. Pollen und Gräsern, oder mit eiweißhaltigen Nahrungsmitteln,

so beginnt das Immunsystem häufig auch auf diese mit einer allergischen Reaktion zu antworten. Haben die Immunzellen einmal allergisch reagiert, so haben sie die Information des Allergens gespeichert und reagieren sofort bei jedem erneuten Kontakt.

3. Chronische Schmerzleiden bis hin zum Rheuma

Auch hier versucht der Körper, die Gifte aus dem Stoffwechsel auszulagern. Die Gifte werden in einem Depot abgelagert, bis „das Fass zum Überlaufen voll ist". Darauf kann der Körper nur noch mit einer Entzündung reagieren. Häufig lagern sich die Säuren in der Muskulatur der Schultern, des Nackens oder des Lendenbereichs ab oder der Körper schiebt diese Gifte über die Gelenkschleimhaut in das Gelenk ab, wo dann ein zerstörerischer Entzündungsprozess abläuft. Menschen, die immer wieder unter Schmerzen leiden, wie z. B. Rückenschmerzen, sind meist chronisch übersäuert.

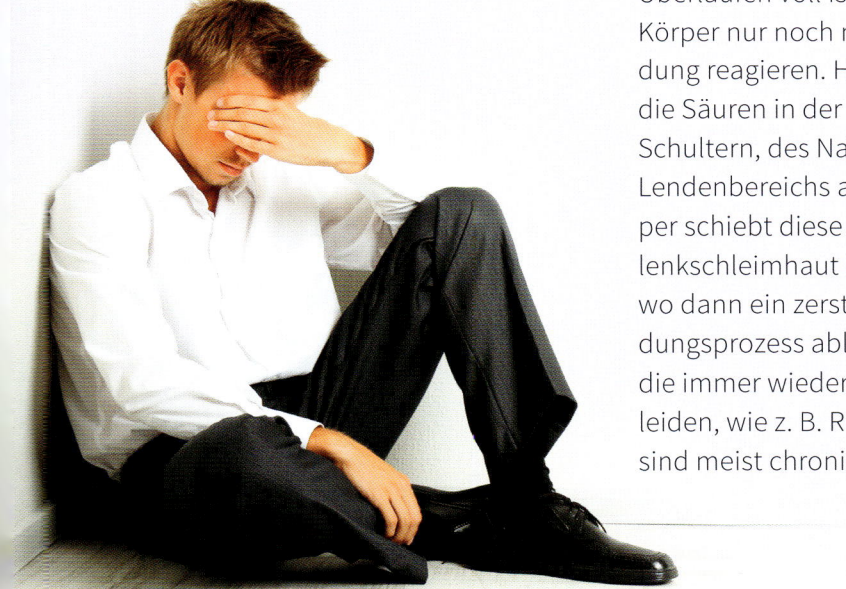

4. Depressionen und Angstzustände

Oft konnten wir in der Praxis beobachten, wie die Säureproduktion durch eine gezielte Darmtherapie nachließ und gleichzeitig die Depressionen und Angstzustände verschwanden. Durch die Säurebelastung kommt es häufig zu einer Fehlregulation im Hormonhaushalt, was zu Veränderungen der Psyche führt. Die häufigste Veränderung ist eine allgemeine Antriebslosigkeit. Menschen mit Angst und Depressionen werden von uns durch eine Milieuumstellung und Ernährungstherapie begleitend behandelt, sodass keine Säurebelastung mehr vorhanden ist. Auf diese Weise ist bei der Behandlung der Psyche mit großem Erfolg zu rechnen. Selbst ADS (Aufmerksamkeit-Defizit-Syndrom) scheint von einem kranken Darm mit verursacht zu werden. Nehmen wir das Beispiel Alkohol. Durch Alkohol können wir uns in einen anderen Bewusstseinszustand versetzen, ebenso durch andere Gifte und Drogen, die eine psychische Veränderung hervorrufen. Ebenso kann eine Übersäuerung die Psyche verändern.

5. Darmerkrankungen

Blähbauch, chronische Verstopfung, Durchfall, Darmentzündungen wie Morbus Crohn bis hin zu Colitis ulcerosa können durch die fehlbesiedelte Darmflora entstehen und aufrechterhalten werden.

6. Immunsystemerkrankungen

Immunschwäche (besonders Infektanfälligkeit bei Kindern) oder auch Autoimmunerkrankungen können durch eine falsche Darmflora entstehen. 80 % des menschlichen Immunsystems sind in der Darmaußenwand lokalisiert. Folglich wird das Immunsystem einschließlich der Lymphe massiv durch die Darmgifte gestört.

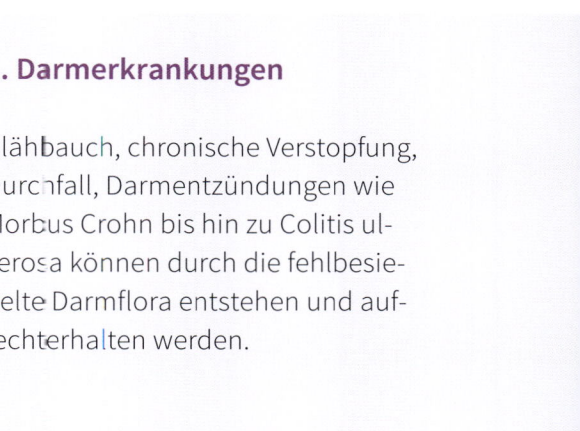

7. Herz- und Blutgefäß-erkrankungen

In der Medizin wird heute diskutiert, dass für eine Arterienverkalkung mit der Folge Herzinfarkt oder Schlaganfall bestimmte krankmachende Bakterien verantwortlich sind. Durch die Bakteriengifte wird die Innenhaut der Blutgefäße geschädigt, sodass sich ein entzündlicher Prozess bildet. Im Verlauf dieses Prozesses werden die glatten Gefäßwände zerstört. Daran anschließend lagern sich Fett und Kalk ab, wodurch die Blutgefäße verstopfen. Außerdem verlieren die roten Blutkörperchen ihre

Elastizität. Diese passen dann nicht mehr durch die haarfeinen Blutbahnen. Es kommt zur Bildung kleinster Blutgerinnsel. In amerikanischen Studien wurden Herzinfarktpatienten mit Säure abbauenden Präparaten und schützenden Vitaminkombinationen behandelt. Die Studie hat ganz klar belegt, dass sich das Fortschreiten der Adernverkalkung hierdurch deutlich verlangsamt hat oder gar zum Stillstand gekommen ist.

8. Chronische Müdigkeit und Konzentrationsmangel

Leicht nachvollziehbar und logisch ist der Rückschluss, dass der Körper nicht mehr leistungsfähig ist, wenn er sich permanent mit vielen Giften auseinandersetzen muss und sich in einem dauerhaften Entzündungsstadium befindet. Damit der Therapeut auf Störungen reagieren kann, muss er wissen, wie es im Darm aussieht. Einen solchen Blick in den Darm ermöglicht die Untersuchung des Stuhles, da diese die Verhältnisse im Dickdarm widerspiegelt. Dabei steht eine ganze Palette von Untersuchungsparametern zur Verfügung. Diese reicht von der

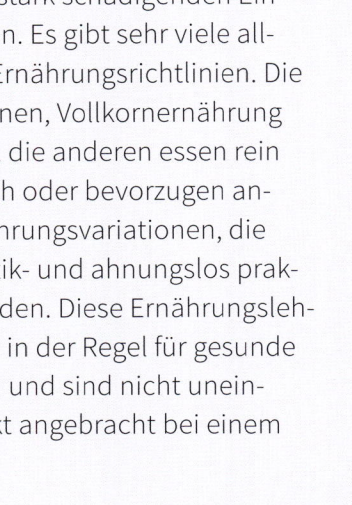

Chronische Erschöpfungszustände werden gerade im stressigen Berufsalltag immer häufiger.

mikrobiologischen Untersuchung auf Bakterien und Pilze bis hin zu sogenannten Entzündungsmarkern.

Darmgesunde Ernährung

Eine vernünftige Ernährungsumstellung ist unabdingbar, um den Darm wieder in Ordnung zu bringen. In erster Linie kommt es darauf an, gärungsfreie Lebensmittel zu essen, also Nahrungsmittel, die im Darm nicht zu Gärungsprozessen

und Blähungen führen. Gärung erzeugt Zellschädigung, denn durch Gärungsprozesse kommt es unter anderem auch zur Produktion von Fuselalkoholen, welche einen die Leber stark schädigenden Einfluss haben. Es gibt sehr viele allgemeine Ernährungsrichtlinien. Die einen meinen, Vollkornernährung sei richtig, die anderen essen rein vegetarisch oder bevorzugen andere Ernährungsvariationen, die häufig kritik- und ahnungslos praktiziert werden. Diese Ernährungslehren gelten in der Regel für gesunde Menschen und sind nicht uneingeschränkt angebracht bei einem kranken Darm, unter dem laut Statistik bereits etwa 80 % der Bevölkerung leiden. Das folgende Kapitel soll Ihnen, solange der Darm belastet ist, eine wichtige Ernährungshilfe sein.

Was Sie nicht essen sollten

Zucker

Wenn eine Darmerkrankung besteht, sollte der Zuckerkonsum auf ein absolutes Minimum reduziert werden. Zucker ist für Gärungsbakterien der Hauptenergieträger. Verzichten Sie auf alles, was Zucker enthält, wie Schokolade, Kuchen, Gebäck, Eiscreme, süße Getränke usw., so schlimm das auch für Sie sein mag. Zucker ist Nahrungsgrundlage für die schlechten/krank machenden

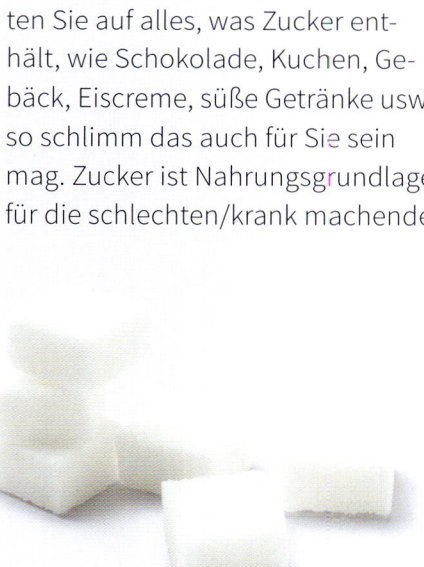

Bakterien, sodass sich diese stark vermehren und erneut Gifte produzieren. Die schlechten Bakterien können nicht abgetötet, sondern nur zurückgedrängt werden. Sobald wieder Zucker gegessen wird, vermehren sie sich wieder. Wenn Sie einmal darauf achten, werden Sie schnell feststellen, dass in nahezu allen industriell bearbeiteten Nahrungsmitteln eine hohe Menge an „versteckten" Zucker enthalten ist.

Milch

Die Milch gilt als ein wertvolles nahrhaftes Lebensmittel. Ein gesunder Mensch kann in Maßen Vollmilch konsumieren. Für einen übersäuerten Patienten ist Milch hingegen ungeeignet. Wenn wir unbehandelte Vollmilch einfach stehen lassen, wird diese durch Bakterien sauer. Behandelte, d. h. erhitzte Milch, kann nicht mehr sauer werden, sondern sie fault. Das Gleiche geschieht nach dem Milchkonsum in unserem Darm. Ferner sind wir keine Wiederkäuer und besitzen auch nicht die notwendigen Verdauungsenzyme, wie das sogenannte Labferment, um das Milcheiweiß komplett aufzuspalten.

Teile des Milcheiweißes gelangen unverdaut in den Darm und werden durch Fäulnisgärung weiter aufgespalten. Dabei wird wieder Säure produziert, welche die Übersäuerung fördert.

Nach meiner Meinung sollten auch Osteoporose-Patienten keine Milch trinken, weil die anfallende Säure noch weiter Kalzium aus den Knochen ausschwemmt. Das Gleiche passiert schließlich auch im Mund: Dort bilden die Bakterien ebenfalls Säuren, die sogenannten Kariessäuren, welche Kalzium aus dem harten Zahnschmelz lösen und so Karieslöcher fressen.

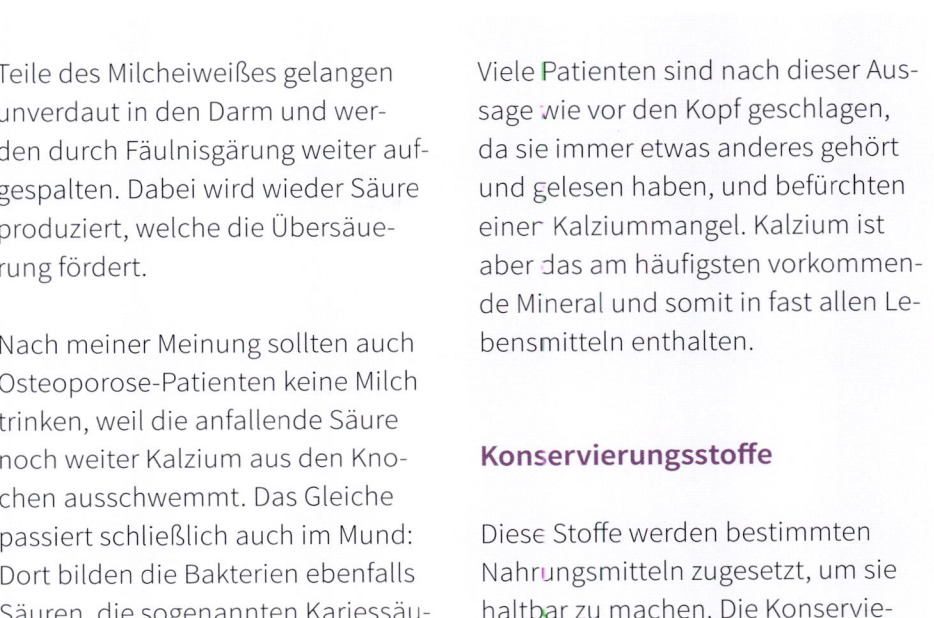

Viele Patienten sind nach dieser Aussage wie vor den Kopf geschlagen, da sie immer etwas anderes gehört und gelesen haben, und befürchten einer Kalziummangel. Kalzium ist aber das am häufigsten vorkommende Mineral und somit in fast allen Lebensmitteln enthalten.

Konservierungsstoffe

Diese Stoffe werden bestimmten Nahrungsmitteln zugesetzt, um sie haltbar zu machen. Die Konservierungsstoffe richten sich gegen Bakterien, d. h. auch gegen unsere körpereigenen guten Darmbakterien, und schädigen auf diese Weise bei jedem Verzehr unsere Darmflora. Konservierungsstoffe hemmen im Lebensmittel das bakterielle Wachstum und machen somit haltbar. Das Gleiche bewirken sie auch im Darm. Sie hemmen das natürliche Wachstum unserer Darmflora, was zur Folge hat, dass diese sich nicht mehr richtig erneuern kann. Folglich ist es unmöglich, eine gesunde Bakterienflora aufzubauen, wenn diese gleichzeitig immer wieder durch Konservierungsstoffe geschädigt wird.

Nahezu alle Fast-Food-Produkte sind hochgradig konserviert. Neueste Untersuchungenbestätigen sogar, dass Konservierungsstoffe die Darmschleimhaut angreifen und durchlässig machen. Konservierungsstoffe sind alle Substanzen zwischen E200 und E299 und häufig versteckt in den Lebensmitteln enthalten. Sie müssen nicht deklariert werden, wenn sie in sehr geringen Mengen verwendet werden.

Finger weg von Konservierungsmitteln und Fast Food.

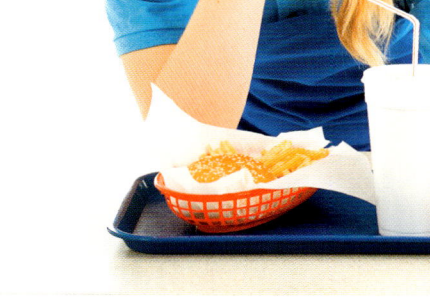

Hefe

Frische Hefeprodukte fördern die Gärung und sollten deshalb gemieden werden. Essen Sie entweder hefefreies Brot oder lagern Sie dieses zwei Tage lang, bevor Sie es verzehren.

Getreide/Brot

Bei einer bestehenden Darmerkrankung ist es nicht ratsam, rohes Getreide in Form von Müsli oder Frischkornbrei zu essen, da dieses meist zu Gärung und somit wieder zu Übersäuerung führt. Am Anfang wäre es von Vorteil, glutenfreies Getreide zu essen.

Fast Food

Fast Food ist fast immer konserviert. Essen Sie keine fertigen Fleischgerichte! Dosenfleisch, Dosenfisch oder Wurstwaren sind fast immer mit Konservierungsstoffen belastet. Nehmen Sie eine Scheibe Wurst als Beispiel: Sie wird nicht mehr so schnell schlecht, sie trocknet nur aus. Die kleinen Lebewesen fühlen sich sicherlich nicht auf diesem schönen, konservierten Stück Wurst wohl.

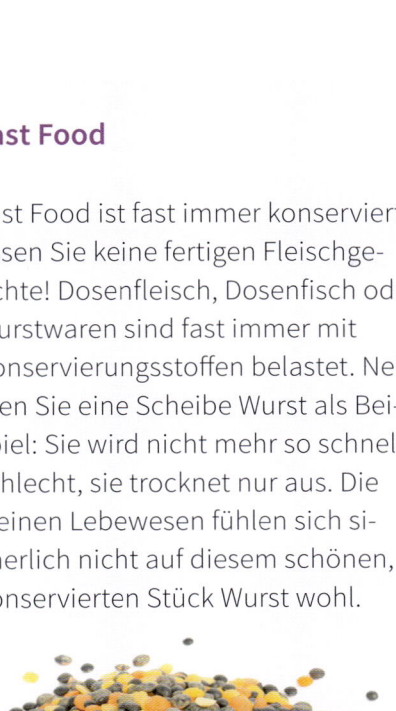

Kohl und Hülsenfrüchte

Essen Sie diese nur in Maßen, sodass es nicht zu Gärungen (Blähungen) kommt. Die weiche Rohkost, wie Salatblätter, enthält viel Stärke (gebundene Zuckerstoffe) und sollte deshalb eingeschränkt werden, da sie im Darm durch Fäulnisbakterien gespalten wird und somit zur Übersäuerung beiträgt.

Was Sie essen dürfen

- ▶ Kartoffeln
- ▶ Reis
- ▶ Nudeln
- ▶ Eier
- ▶ Fleisch, wenig Schweinefleisch
- ▶ Fisch
- ▶ Obst, aber auf die Gärung achten
- ▶ harte Rohkost
- ▶ gekochtes Getreide
- ▶ Brot ohne Hefe oder das Brot zwei Tage liegen lassen. Am Anfang wäre es von Vorteil, glutenfreies Brot zu essen
- ▶ Milchprodukte wie Käse, Quark, Buttermilch, Molke, Sahne, Joghurt in Maßen (nur wenn keine Nahrungsmittelunverträglichkeit auf Milch besteht!)
- ▶ Gemüse, viel und in jeglicher Form

Harte Rohkost kann gegessen werden, z. B. Möhren, Tomaten, Gurken, Paprika, Rettich, Radieschen usw. Sie enthält weniger Stärke. Somit führt die harte Rohkost zu deutlich weniger Gärungsprozessen.

Essen Sie, wenn möglich, zweimal pro Tag eine gekochte Mahlzeit. Gekochte Nahrung kann nicht mehr gären. Man sollte nach Möglichkeit

Verzichten Sie beim Einkaufen auf verarbeitete Lebensmittel und kochen Sie frisch.

wenig Getreideprodukte essen, jedoch sind z. B. gekochte Nudeln kein Problem.

In der Phase der Milieuumstellung sollte man auch möglichst wenig Obst essen. Bei Pilzbefall sollte zumindest während der Antipilztherapie auf Obst verzichtet oder der Verzehr von Obst stark eingeschränkt werden. Obst enthält in aller Regel viel Fruchtzucker und kann bei einem belasteten Darm zu

Gärungsprozessen führen. Wenn Sie gerne viel Obst essen, dann halten Sie bitte Gärungsprozesse im Blick.

Achten Sie auch auf alle Lebensmittel, bei denen „natürliche Aromen" verarbeitet wurden. Diese sogenannten natürlichen Aromen werden fast ausschließlich durch Schimmelpilze produziert. Wir sind der Ansicht, dass sie stark allergiefördernd sind und auch andere Beschwerden verursachen können.

Versuchen Sie, Lebensmittel zu kaufen, die wenig oder überhaupt keine

Zusatzstoffe enthalten. Zuerst wird es Ihnen möglicherweise schwer fallen, die Ernährung umzustellen. Aber keine Sorge, so schwer ist es nicht; neue Produkte haben sich schnell eingeprägt und bald läuft es wie von selbst.

Allgemeine Ernährungsrichtlinien

Wir halten sehr häufig Vorträge und werden immer wieder gefragt: „Was kann man überhaupt noch essen?" Leider finden wir kaum noch Nahrungsmittel, die nicht in irgendeiner Form verändert worden sind. Die Nahrungsmittelindustrie diktiert uns, was wir zu essen haben. Wenn wir wüssten, was so alles in unserer Nahrung steckt, würden wir wohl kaum noch etwas essen wollen. Ist das nicht schlimm?

Täglich sehen wir die Folgen dieser schlechten Ernährung. Es ärgert uns zutiefst, wenn Nahrungsmittel mit krank machenden Zusatzstoffen versehen werden; denn es ginge auch anders. Viele Inhaltsstoffe werden nicht deklariert. Manche Lebensmittel bestehen aus anderen Inhaltsstoffen, als es der Name vermuten lässt. Aus Profitgier wird so

gehandelt. Das macht es uns schwer, das Richtige auszuwählen und so aktiv etwas für unsere Gesundheit zu tun.

Verwenden Sie wenig oder keine fertigen Produkte (Dosen, fertige Mayonnaisen, Ketchup und andere Soßen). Häufig sind in diesen Produkten versteckte Konservierungsstoffe und andere Zusätze enthalten. Machen Sie sich doch einmal eine Mayonnaise. Die selbst gemachte Mayonnaise ist nach einem Tag schon nicht mehr zu gebrauchen, die fertige hält mehrere Monate oder länger – ohne Konservierungsstoffe? Essen Sie frisches Obst, Gemüse und Kräuter. Reduzieren Sie Fleisch und essen dafür mehr Fisch. Trinken

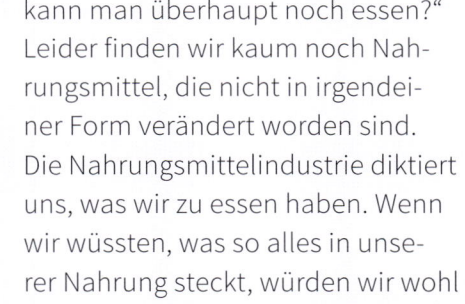

Fleisch kann durch Fisch ersetzt werden.

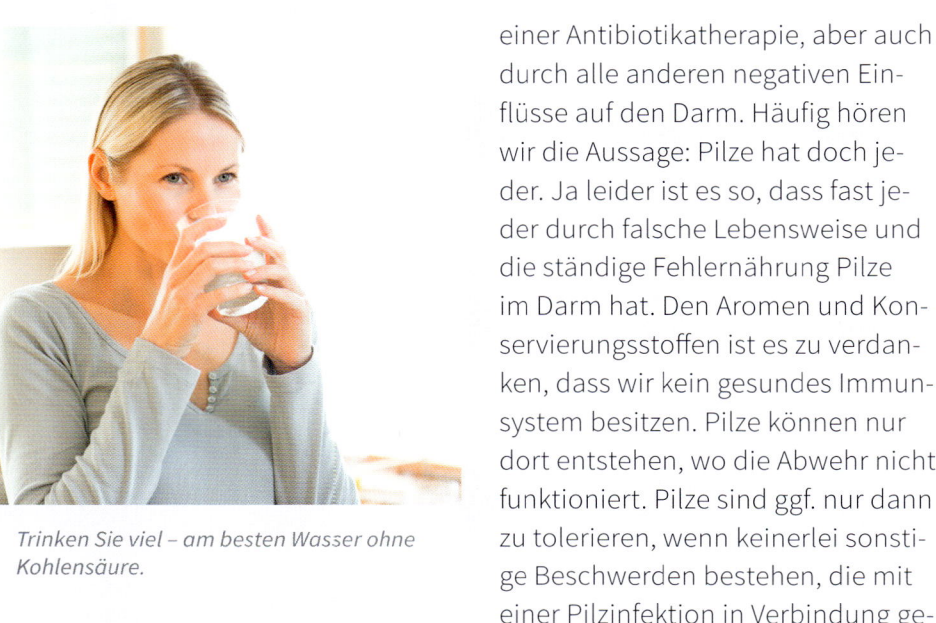

Trinken Sie viel – am besten Wasser ohne Kohlensäure.

Sie ausreichend Wasser, wenigstens zwei Liter bei 75 kg Körpergewicht. Meiden Sie Produkte mit Nahrungsmittelzusätzen zwischen E200 und E299; denn hierbei handelt es sich um Konservierungsstoffe.

Ernähren Sie sich so vielseitig wie die Asiaten: von allem etwas und von jedem nicht zu viel. Verwenden Sie viel gutes, kalt gepresstes Olivenöl.

Pilze im Darm

Pilze finden sich immer dann im Darm, wenn die Abwehr zusammenbricht. Dies passiert sehr häufig nach einer Antibiotikatherapie, aber auch durch alle anderen negativen Einflüsse auf den Darm. Häufig hören wir die Aussage: Pilze hat doch jeder. Ja leider ist es so, dass fast jeder durch falsche Lebensweise und die ständige Fehlernährung Pilze im Darm hat. Den Aromen und Konservierungsstoffen ist es zu verdanken, dass wir kein gesundes Immunsystem besitzen. Pilze können nur dort entstehen, wo die Abwehr nicht funktioniert. Pilze sind ggf. nur dann zu tolerieren, wenn keinerlei sonstige Beschwerden bestehen, die mit einer Pilzinfektion in Verbindung gebracht werden können, und wenn auch bei der Stuhluntersuchung alle Darmschleimhautwerte im Normbereich liegen.

Pilze gehören einfach nicht in den Darm, denn sie sind in der Lage, unsere Abwehrzellen völlig außer Kraft zu setzen. Neuste Untersuchungen bestätigen das sogenannte Escape-Verhalten (sich verstecken) der krank machenden Pilze, vornehmlich des Pilzes *Candida albicans*. Dieser Pilz ist in der Lage, in eine Immunzelle des Darms einzudringen, die Abwehrfunktion der Immunzelle zu zerstören und sich in der Immunzelle zu vermehren.

Untersuchungen haben gezeigt, dass ein enger Zusammenhang zwischen dem Escape-Verhalten der Pilze und der Erhöhung des Alpha 1 Antitrypsinwerts (dieser Wert zeigt die Durchlässigkeit der Darmwand an) besteht. Diese Erkenntnis hat mich schockiert. Pilze sind also in der Lage, das Immunsystem einfach auszuschalten. Es ist gar nicht maßgeblich, wie viele Pilze bei einer Stuhluntersuchung gefunden wurden. Wenn Krankheitssymptome bestehen oder die Entzündungswerte der Darmschleimhaut sich bei einer Stuhluntersuchung erhöht darstellen, muss die Pilzinfektion immer behandelt werden.

Pilze im Stuhl nachzuweisen ist gar nicht so einfach: Sie werden im Labor auf besonderen Nährböden angezüchtet. So lässt sich dann feststellen, wie viele Pilze sich ungefähr im Darm aufhalten und um welche Art von Pilzen es sich handelt. Die Frage ist jedoch, wie viele Pilze den Weg ins Labor überleben und dann noch anzüchtbar sind? Statistisch gesehen kommen von zehn eingeschickten Stuhlproben, die mit hoher Wahrscheinlichkeit mit Pilzen belastet sind, etwa drei bis vier mit

einem negativen Ergebnis zurück. In diesen Stuhlproben waren also keine Pilze mehr nachweisbar. Wenn Symptome bestehen, welche einen deutlichen Verdacht auf Pilze ergeben, aber in der Stuhlprobe keine Pilze gefunden werden, bedeutet das jedoch nicht, dass nicht doch Pilze im Darm ihr Unwesen treiben.

Wenn Pilze im Darm normal wären, warum finden wir bei den Patienten immer wieder erhöhte Entzündungsmarker bei den Stuhluntersuchungen? Und warum sind diese Patienten nicht gesund?

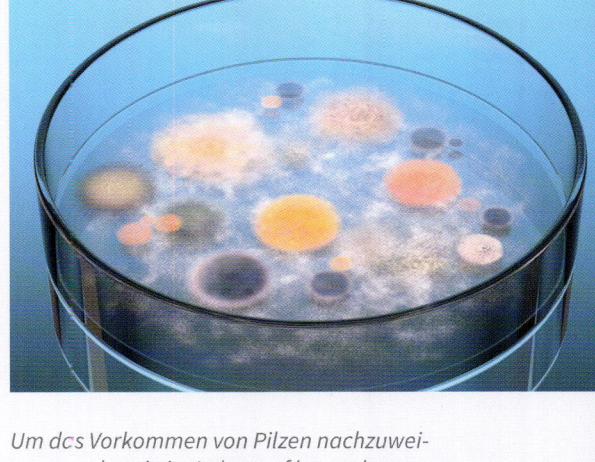

Um das Vorkommen von Pilzen nachzuweisen, werden sie im Labor auf besonderen Nährböden gezüchtet.

Parasiten

Parasiten befallen Menschen auf unterschiedliche Art, z. B. dringen Fadenwurmlarven aus dem Boden durch die Haut ein und gelangen über den Blutkreislauf in die Lungen, wo sie gelegentlich eine Lungenentzündung hervorrufen können. Über die Atemwege gelangen sie in den Rachenraum, von wo sie heruntergeschluckt werden und im Dünndarm zum erwachsenen Fadenwurm heranreifen. Bandwürmer sind Parasiten, die im Darm leben und in einigen Fällen mehrere Meter lang werden können. Sie gehören zu der Gruppe der Plattwürmer. Die Bandwürmer heften sich mit

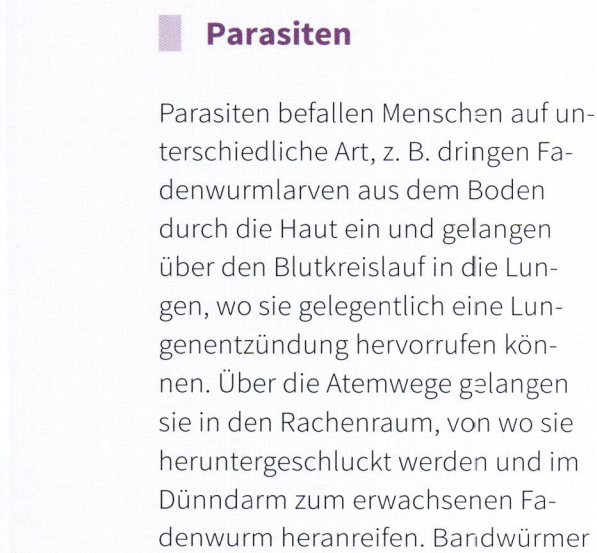

Bandwurm

ihrem Vorderende (Scolex) an der Darmwand fest. Nach der Aufnahme in den Körper schlüpfen im Darm aus den Eiern Larven (Onkosphären). Sie durchbohren die Darmwand und werden mit dem Blutkreislauf im Körper verteilt. Im Zielorgan setzen sie sich fest und bilden dort Finnen aus.

Egel und ihre Eier gelangen durch infiziertes Trinkwasser in den Körper. Sie lassen sich in Blase, Darm, Leber, Lungen, im Venensystem, im Mastdarm und in der Milz nieder und können bis zu zwanzig Jahre lang Eier in ihrem Wirt legen. Madenwurmeier können durch Finger, Kleidung und Bettzeug in den Mund gelangen. Bestimmte Amöben werden durch verseuchtes Wasser und Nahrung aufgenommen.

Es wird angenommen, dass die meisten Parasiten über unser Essen oder das Wasser in den Körper gelangen. Dass unsere Felder mit Kuhgülle gedüngt werden, trägt ein Übriges dazu bei. Normalerweise sorgt die Gallenflüssigkeit für die innerliche Parasitenbekämpfung. Eier, Larven und Würmer, egal in welchem Stadium, haben wenig Chancen. Die Gallenflüssigkeit neutralisiert die saure Umgebung des Magens (wo bereits einige Übeltäter in der Magensäure ihr Leben lassen) und zerstört in einem gesunden Umfeld damit auch Parasiten. Die Nahrung kann jetzt weiter verdaut und im Darm absorbiert werden. Übermäßige Säure im Körper strapaziert die Galle und schwächt die Entgiftungsfunktion der Leber – der Körper muss sich dann woanders nach neutralisierenden Mineralien „umsehen". Um solche bösartigen Belagerungszustände „nicht zahlender Untermieter" im Körper zu beseitigen, gibt es Antipilz- und Antiparasitenmittel.

Parasitenkuren sollten ein fester Bestandteil im Leben sein. Wer Haustiere hat, sollte auch diese regelmäßig mitbehandeln. Antipilz- und Antiparasitenmittel sind Kräutertinkturen, die kurmäßig angewandt werden. Sie wirken gegen Viren (incl. *Candida albicans*) und gegen bakterielle Erreger sowie gegen Würmer und deren Eier. Bei unsauberer Nahrung wirken sie vorbeugend. Wer Auslandsreisen unternimmt, sollte das Antipilz- und Antiparasitenmittel im Reisegepäck haben. Manch üble Brechdurchfälle, die die Urlaubsfreude schmälern, könnten so erspart bleiben. Über

130 Arten von Parasiten nutzen den Menschen als Wirt, die meisten sind mikroskopisch klein. Wer ein intaktes Immunsystem hat, wird mit einigen Parasiten fertig, aber bei geschwächter Abwehrlage, die heute leider fast alle Menschen betrifft, können sie ungeahnt mächtig, oft unerkannt, zuschlagen und chronische Krankheiten wie Asthma, MS, Krebs etc. hervorrufen. Antipilz- und Antiparasitenmittel machen ihnen den Garaus. Eine regelmäßige Kurbehandlung ist somit ratsam und sollte zur Gesundheitsprophylaxe gehören.

Parasiten sind unerwünschte Gäste, die von unserer Nahrung leben und zudem giftige Abfallprodukte in unseren Körper ausschütten. Sie belasten unseren Stoffwechsel und Energiehaushalt massiv.

Es gibt immer mehr medizinische Aussagen über belastenden Parasitenbefall. Durch chronische Giftüberschwemmungen, Überbeanspruchung und Überstimulierung von Teilen des Immunsystems können sie zu Allergien beitragen. Somit können auch Schädigungen und Entgleisungen unseres Immunsystems entstehen und unser Organismus verliert sein biologisches Gleichgewicht. Heimtückisch ist, dass bei einer Infizierung nicht unbedingt sichtbare Symptome erscheinen, sie aber eine Quelle chronischer Belastung wird.

Warum Probiotika?

Probiotika sind Medikamente oder Nahrungsergänzungsmittel, die lebensfähige Bakterien und andere Mikroorganismen der Darmflora enthalten. Sie haben dort ihren berechtigten Einsatzbereich, wo eine Milieuumstellung der Darmflora erreicht werden soll. Im Hinblick auf unsere heutige Lebensweise und unser Ernährungsverhalten können wir davon ausgehen, dass kaum ein Mensch eine gesunde Darmflora besitzt. Beispielsweise haben die meisten von uns im Laufe ihres Lebens schon einmal Antibiotika eingenommen. Diese Medikamente sind zwar sehr wichtig und retten Leben, jedoch zerstören sie auch unsere gesunde Darmflora. Das hat zur Folge, dass sich die Darmflora nach einer Antibiotikatherapie nicht wieder oder nur unzureichend gesund aufbauen kann. Es kommt zu einer Verschiebung der natürlichen Keimzahlen im Darm. Fäulnisbakterien und

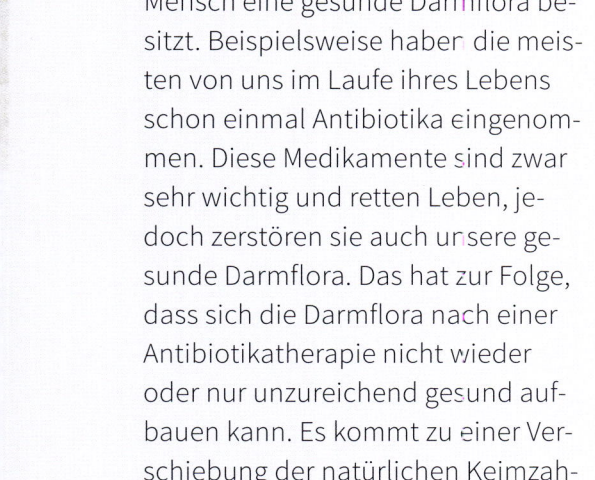

Antibiotika retten Leben, greifen aber die Darmflora an.

oftmals Pilze vermehren sich übermäßig und die Stoffwechselprodukte dieser schädlichen Keime verursachen wiederum eine Vergiftung mit Säuren. Auch Konservierungsstoffe oder andere Nahrungsmittelzusätze stören den natürlichen Aufbau der gesunden Darmflora. Die Tür für Fremdkeime ist geöffnet; sie breiten sich übermäßig im Darm aus. Es kommt zu einer krankhaften Milieuverschiebung und Übersäuerung.

Probiotika: Kleine Helfer machen uns wieder gesund!

Probiotika mit Effektiven Mikroorganismen können die Darmflora durch ihren Gehalt an lebensfähigen speziellen Milchsäurebakterien wieder ins richtige Milieu bringen und auf natürliche Weise Fäulnisbakterien, Pilze, Gärungsbakterien und Krankheitserreger verdrängen. Dort, wo keine schädlichen Bakterien sind, werden auch keine Gifte produziert.

Wie lange sollte man ein Probiotikum einnehmen?

In den meisten Fällen ist es angebracht, ein Probiotikum sein Leben lang einzunehmen. Denn aufgrund der heutigen Lebensweise (z. B. viel Stress, Lärm, ungesunde Ernährung, giftverseuchte Lebensmittel etc.) und zunehmender Umweltbelastung ist die Darmflora permanent gefährdet, wieder ins ungesunde Milieu zu entgleiten. Lässt der Gehalt an gesunden Bakterien im Darm nach, gewinnen die schlechten Keime wieder die Oberhand. Die Empfehlung einer täglichen lebenslangen Zufuhr

an gesunden Darmkeimen resultiert aus meinen langjährigen Beobachtungen. Auch andere Menschen, wie z. B. die Kaukasier, trinken täglich ein milchsaures Kefir-Produkt (milchsauer bitte nicht verwechseln mit Milch). Diesen Menschen wird eine dauerhafte Gesundheit und ein hohes Alter nachgesagt, was auf die Milchsäurebakterien zurückzuführen ist. Bei Laborversuchen (einer Herstellerfirma von effektiven Probiotika) wurden Fischabfälle auf ihre

Fermentierter Wasserkefir

Keimzahl hin untersucht. In diesen Abfällen wurden erwartungsgemäß allerlei Erreger gefunden, von Salmonellen über Kolibakterien bis hin zu Pilzen. Diese Fischabfälle wurden dann zu einem Brei püriert, mit den Effektiven Mikroorganismen versetzt und 24 Stunden lang bei 37 °C im Brutschrank gelagert. Dann ist das eingetroffen, was man kaum glaubt: Nach 24 Stunden haben es die Effektiven Mikroorganismen geschafft, die meisten Erreger zu vernichten und die anderen unter die Nachweisbarkeitsgrenze zu drücken. Dieser Fischbrei stank auch nicht mehr und blieb so lange stabil, bis die gesunden Bakterien ihre Nahrung und Energie aufgebraucht hatten. Dann, nach einigen Tagen, begann sich die gesunde Keimzahl zu reduzieren und die Zahl einiger schlechter Keime wieder zu steigen.

Das zeigt uns: Wir sollten Lactobakterien ständig zum Schutz unseres gesunden Darmmilieus einnehmen. Auch unter „normalen" Bedingungen brauchen wir probiotische Unterstützung. Meine Patienten werden von mir angehalten, probiotische Nahrungsergänzungsprodukte zum Schutz des Darms möglichst immer anzuwenden, da wir durch unsere heutige Ernährung kaum noch gesunde Mikroorganismen zu uns nehmen.

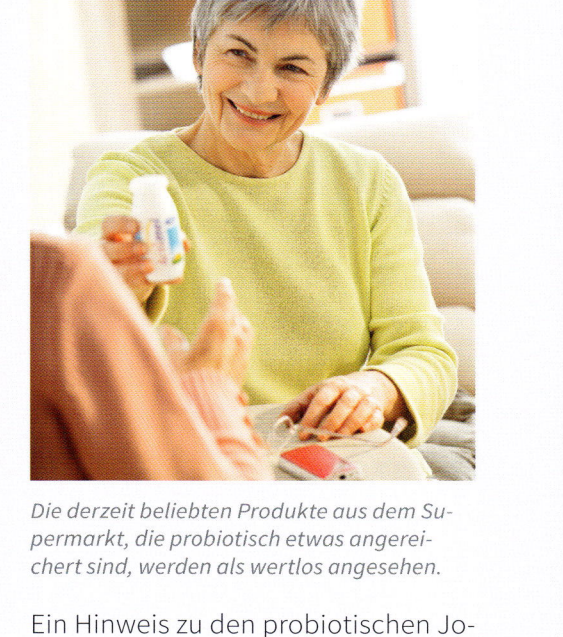

Die derzeit beliebten Produkte aus dem Supermarkt, die probiotisch etwas angereichert sind, werden als wertlos angesehen.

Ein Hinweis zu den probiotischen Joghurt- oder Milchprodukten, die derzeit im Trend sind und stark beworben werden: Diese Produkte werden fast alle nur mit einer verhältnismäßig kleinen Anzahl an probiotischen Keimen angereichert. Sie werden nicht aus probiotischen Keimen hergestellt! Daher sehen wir diese Produkte als wertlos an, zumal die dort enthaltenen Keime nicht mehr stoffwechselaktiv sind.

Warum Effektive Mikroorganismen?

Effektive Mikroorganismen sind lebende Bakterien, die normalerweise in vielen gesunden und natürlichen Lebensmitteln enthalten sein sollten. Unsere Nahrung ist jedoch heute weitestgehend steril oder mit Konservierungsstoffen versetzt, welche ein Lebensmittel übermäßig lange haltbar machen und durch die konservierende Wirkung das Wachstum der Bakterien hemmen. Effektive Mikroorganismen beeinflussen nach dem Verzehr das Gleichgewicht in unserer Darmflora positiv. Sie sind als Nahrungsmittel dort sinnvoll, wo es gilt, einem erhöhten Bedarf zu entsprechen, der durch normale Lebensmittel nicht gedeckt wird.

Eine gesunde Darmflora besteht aus 400 verschiedenen Bakterienstämmen. Diese Bakterien leben mit uns in einer Symbiose und sind für unsere Gesundheit sehr wichtig. Als Baby kommen wir steril auf die Welt und bekommen erst durch den Geburtskontakt und das Stillen unsere Darmbakterien. Diese besiedeln den Darm wie einen Rasenteppich. Wir besitzen zehnmal mehr Darmbakterien als eigene Körperzellen.

Das gesunde Milieu der Darmflora kann sich durch Fehlernährung (z. B. durch Lebensmittel mit vielen Konservierungsstoffen oder anderen Zusätzen), aber auch durch Stress und andere einseitige Belastungen verändern, sodass die natürliche Zusammensetzung der Darmflora nicht erhalten bleibt. Es können sich dann solche Bakterien übermäßig vermehren, die in ihrem Stoffwechsel gärende und saure Stoffe produzieren. Solche Abbauprodukte können den Stoffwechsel ungünstig beeinflussen. Im Volksmund spricht man dann von einer Übersäuerung.

Eine gleichgewichtige natürliche Darmflora ist für eine gesunde Verdauung wichtig. Eine gesunde Verdauung verbessert die Bioverfügbarkeit vieler wichtiger Vitalstoffe, die wir mit der Nahrung aufnehmen, z. B. bestimmte Mineralstoffe wie Calcium, Magnesium, Eisen, Zink sowie Kupfer und Vitamine, die teilweise in der Darmflora selbst gebildet werden.

Eine ausgewogene Darmflora ist für unser Abwehrsystem von großer Bedeutung. Täglich haben wir es mit unerwünschten Stoffen zu tun, die in unseren Körper gelangen, entweder

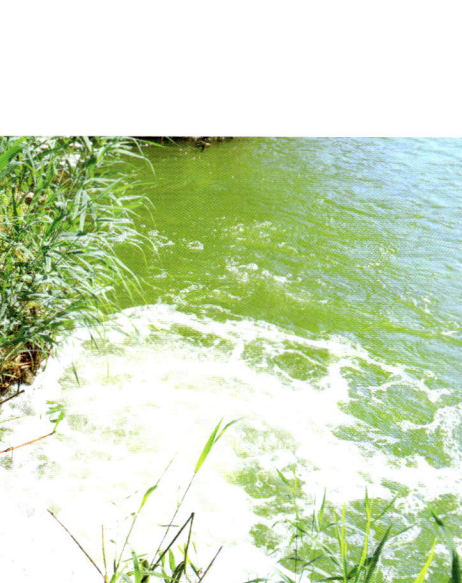

Wenn Abwasser in Flüsse und Seen gelangt, verstärken sich auch hier die negativen Fäulnisprozesse.

durch die Atemluft oder durch die Nahrung. Die körpereigenen Abwehrkräfte nehmen sich dieser Stoffe an. Viele dieser Stoffe werden im Darm neutralisiert und hier sind es vor allem die Milchsäurebakterien, die als Bestandteil der Darmflora die Abwehrkräfte stärken. Eine gesunde Darmflora verhindert, dass sich Krankheitserreger im Darm ausbreiten. Eine gesunde Darmflora ist auch wichtig für die Funktionen der Darmschleimhaut, die verhindert, dass

Verdauungsgifte und allergen wirkende Stoffe vom Darm in den Körper wandern und dort den Zellstoffwechsel beeinflussen.

Fäulnisbakterien sind überall: Ursprünglich wurden Bodenhilfsstoffe mit einem hohen Gehalt an Effektiven Mikroorganismen in Japan für die Landwirtschaft entwickelt. Durch eine intensive Landwirtschaft, in der viel Chemie angewendet wird, entstehen zahlreiche Probleme. Fäulnisbakterien nehmen überhand und werden in der Regel durch den Einsatz weiterer Chemie bekämpft.

Um den Ertrag zu steigern, werden die natürlichen Bakterien im Boden zerstört. Der Boden ist tot. Es findet keine natürliche Umsetzung der Ernteteste und des organischen Düngers mehr statt. Die Folge: Unsere Nahrungsmittel enthalten nicht mehr ausreichend Nährstoffe, sondern immer mehr Giftstoffe. Auch im Abwasser, in Flüssen, in Seen und in der Tierzucht finden sich häufig negative Fäulnisprozesse. Riechen Sie mal in einen nicht gut geführten Kuh- oder Pferdestall, dort stinkt es so stark nach Ammoniak, dass einem die Luft wegbleibt. Ammoniak entsteht bei Fäulnisprozessen. Beispiel: Unter einem Kuhfladen wächst aufgrund der Fäulnisgifte für fast drei Monate kein Gras mehr. Bekommt die Kuh probiotische Effektive Mikroorganismen, wächst nach 14 Tagen bereits wieder das Gras durch den Kuhfladen.

Auch im Haushalt finden wir Fäulnis, z. B. in Toiletten. Japanische Wissenschaftler haben erkannt, dass durch die zunehmende Belastung unserer Umwelt und der Böden die Lebensgrundlage der kleinen Helfer, sprich Bakterien, zerstört wird und keine natürliche Kompostierung mehr stattfinden kann. In einer gesunden Umgebung regulieren besondere Bakterien das Milieu sowohl im Boden als auch in allen Lebewesen. Ohne das Gleichgewicht der Bakterien wäre kein Leben auf unserem Planeten möglich. Gute Bakterien sorgen dafür, dass sich Fäulnis und Pilze nicht ausbreiten können. Aufgrund dieser Erkenntnis wurden verschiedene Produkte entwickelt, welche diese Defizite auf natürlichem Wege wieder ausgleichen, um ein gesundes Umgebungsmilieu wiederherzustellen. Lesen Sie hierzu auch die anderen Bücher aus der Reihe *EM Lösungen* von Ernst Hammes und Gisela van den Höövel.

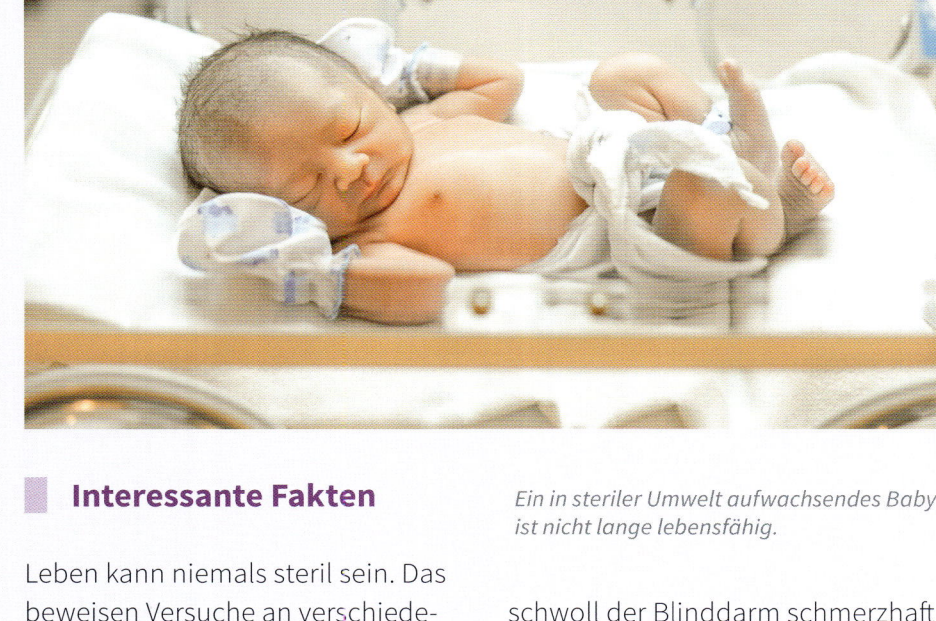

Interessante Fakten

Ein in steriler Umwelt aufwachsendes Baby ist nicht lange lebensfähig.

Leben kann niemals steril sein. Das beweisen Versuche an verschiedenen Tieren, die keimfrei gehalten wurden. Diese jämmerlichen Kreaturen hatten kein Immunsystem und auch die Organe waren nicht richtig ausgebildet. Der Darm bildete keine Darmzotten aus. Die Lymphknoten des Darms und des Bauchraums waren verkümmert. Dort werden normalerweise Immunzellen produziert.

Ein Baby wurde per Kaiserschnitt geboren und sofort in einen sterilen Brutkasten gebracht. Es bekam nur sterile Nahrung und wurde absolut steril gehalten. Dem Kind bekam das Leben unter der Schutzglocke jedoch sehr schlecht. Bald schon schwoll der Blinddarm schmerzhaft an und war voller Schleim. Der Darm blieb von Anfang an verkümmert und träge. Die Blutgerinnung funktionierte nicht. Das Kind war in einem schlechten Zustand. Erst als man das Kind aus seiner sterilen Umgebung befreite und sich eine Darmflora ausbilden konnte, wurde das Kind endlich gesund. Versuche an Tieren kamen zu den gleichen Ergebnissen.

Wahrscheinlich sind 99 % der Bakterien auf unserem Körper noch gar nicht entdeckt.

Dass krank machende Bakterien und Pilze an der Entstehung von Krebs, Asthma, Allergien, MS, Arteriosklerose und vielen anderen

Erkrankungen beteiligt sind, gilt heute als wissenschaftlich gesichert. So hat man vor wenigen Jahren kugelige Bakterien entdeckt, die in verkalkten Gefäßen hausen und dort ihr Unwesen treiben.

Mitochondrien, die Kraftwerke unserer Zellen, waren in der Urzeit eigenständige Mikroorganismen, die mit unseren Zellen eine Gemeinschaft eingegangen sind. Ohne diese gäbe es uns nicht. Mitochondrien produzieren aus Sauerstoff und Kohlenhydraten die für unsere Zellen notwendige Energie. Forscher aus

Mitochondrien

Stockholm haben bewiesen, dass Bakterien durch die Produktion von Botenstoffen auf ihre Wünsche aufmerksam machen. So kann der Heißhunger auf Zucker durch schlechte Bakterien oder Pilze ausgelöst sein.

Bakterien schützen vor Krebs, so die Aussage einer 1999 veröffentlichten Studie der Göttinger Universitäts-Hautklinik. Bakterien produzieren eine ganze Menge an wichtigen Vitaminen: B2, B6, B12, Folsäure, Biotin, Pantothen und viele mehr …

Im Dickdarm wandeln Bakterien Stärke in Buttersäure um. Die Zellen der Darmschleimhaut werden zu 70 % von der Buttersäure ernährt und benötigen diese zur Regeneration. Buttersäure schützt vor Krebs und entzündlichen Darmerkrankungen.

Prozessorientierte Therapie – Stützung des Immunsystems

Albert Nüchel *Heilpraktiker und EM-Berater*

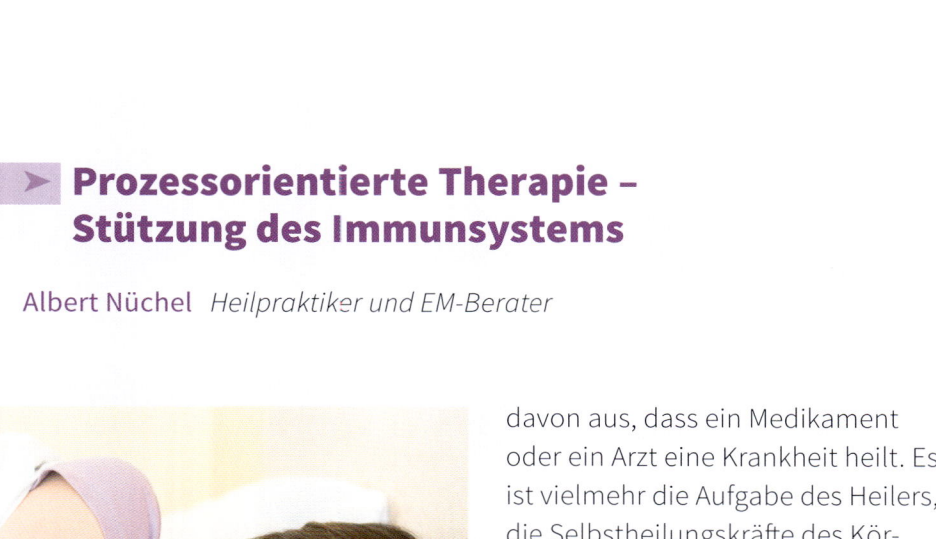

Der Mensch ist ein Wesen, das sich aus vielen Billionen Einzelzellen zusammensetzt. Es ist ein Wunder, dass jede einzelne Zelle im Körper weiß, was sie zu tun hat, damit der Gesamtorganismus sein Leben möglichst angenehm und arm an Störungen durchleben kann. Jeder Therapeut wundert sich immer wieder darüber, welche Fähigkeit zur Wiederherstellung der erwünschten Funktionen einem Körper gegeben ist. Als Heilpraktiker und klassisch ausgebildeter Homöopath geht man nicht

davon aus, dass ein Medikament oder ein Arzt eine Krankheit heilt. Es ist vielmehr die Aufgabe des Heilers, die Selbstheilungskräfte des Körpers so anzuregen, dass er sich selber heilt.

Traditionell werden körperliche Beeinträchtigungen immer mit Ruhe, möglichst durch Schlaf behandelt. Ein Mensch, der ruht, stellt seinem Körper alle Energie zur Selbstheilung zur Verfügung. Er verzichtet freiwillig oder auch wegen Mangels an Kraft auf einen Energieverbrauch für vom Willen bestimmte Lebensäußerungen, z. B. nachdenken, herumlaufen, diskutieren. Der Körper kann dann alle Energie der Heilung widmen.

Es wird deutlich, was auch im Volkswissen tief verankert ist, dass der Körper, der krank ist, einen Energiemangel hat. Somit wäre es nur logisch, dass man dem kranken Körper am besten helfen kann, wenn man ihn darin stützt, seinen Energiehaushalt zu optimieren. Die Energie muss im Körper vorhanden sein oder ihm zugeführt werden und dann im Körper auch an die Stellen transportiert werden, wo sie benötigt wird und freigesetzt werden kann.

In der Erfahrungsmedizin haben sich verschiedene Methoden zur Unterstützung der Selbstheilungskräfte herausgebildet. Dabei gibt es kein Schema, das in allen Fällen anzuwenden ist, keine allein geltende Regel. Jeder menschliche Körper ist individuell, hat seine Grenzen und Belastungen aus dem Leben, das

ein Mensch geführt hat, bevor er einen Heiler aufsucht. Deswegen hat es sich als sehr förderlich erwiesen, mit einer Kombination verschiedener Methoden zu arbeiten. Ein naturheilerisch orientierter Heiler benutzt solche Methoden, die den Körper möglichst wenig belasten, die keine strapazierenden Nebenwirkungen haben. Die Kombination verschiedener Methoden führt dazu, dass der Körper die Anregung auswählen kann, die gerade für ihn zu diesem Zeitpunkt notwendig ist.

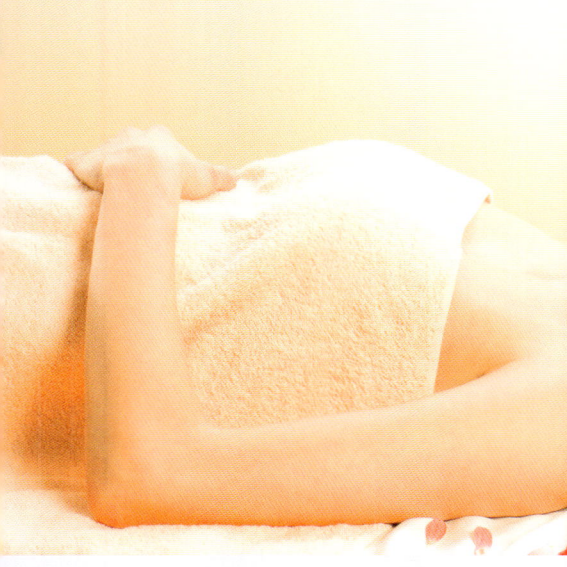

Trampolinarbeit: Leben ist Bewegung – Bewegung ist Leben

Durch die vielen Vorteile und Arbeitserleichterungen unserer Zivilisation führen die meisten Menschen ein Leben mit zu wenig Bewegung. Dieses „zu wenig" ist gemessen an dem, was ein Organismus an Anregung durch Bewegung braucht, um die Körperfunktionen zu unterstützen. Diesem Mangel kann auf einfache und bequeme Art abgeholfen werden, wenn man täglich zweimal fünf bis zehn Minuten auf einem Trampolin leicht schwingt. Den Patienten wird die Anschaffung eines kleinen Heimtrampolins mit einem Durchmesser von etwa einem Meter empfohlen, das in jedem Zimmer aufgestellt werden kann. Solange man ein solches Gerät nicht benutzt, ist es, hochkant gestellt, sehr platzsparend aufzubewahren und stört die Nutzung der Lebensräume der Familie nicht. Als Sonderangebote bei Discountern werden solche Geräte in der letzten Zeit häufig in einer Preislage zwischen dreißig und sechzig

Schwingen reicht aus, um den therapeutischen Nutzen zu erreichen. Sie brauchen keine sportlichen Höchstleistungen zu erbringen.

Euro angeboten. Deren Nachteil ist, dass sie bei sehr intensiver Nutzung nach relativ kurzer Zeit etwas schlaff werden und den therapeutischen Prozess deswegen weniger intensiv stützen. Wir empfehlen für Paare oder Familien eher die Anschaffung etwas teurerer professioneller Trampolins, weil sie auch bei intensiver Nutzung lange ihre optimale Funktionsfähigkeit behalten.

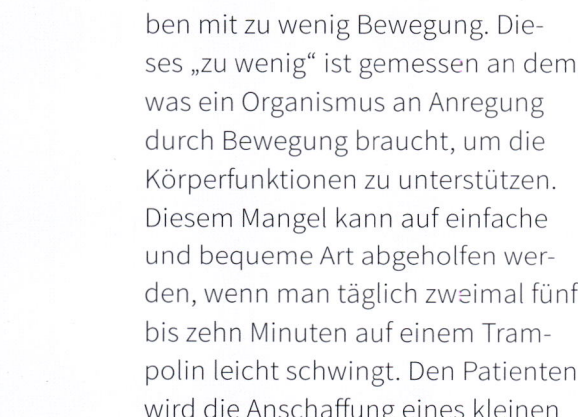

Nun geht es bei der Unterstützung einer Therapie nicht darum, große Sprünge auf dem Trampolin zu machen. Es ist für den therapeutischen Zweck ausreichend, auf dem Gerät so zu wippen, dass die Fußsohlen immer mit der Bespannung in Kontakt bleiben. Der Patient merkt direkt, wie alle Organe im Körper in Schwingung geraten. Ist man auf dem tiefsten Punkt, werden alle Zellen im Körper zusammengepresst. Gelangt man an den höchsten Punkt der Schwingung, werden alle Zellen wie bei Schwerelosigkeit im Weltraum entlastet. Diese Pumpbewegung unterstützt den Stoffwechsel der Zellen und unterstützt so die Bereitstellung von Energie im Körper.

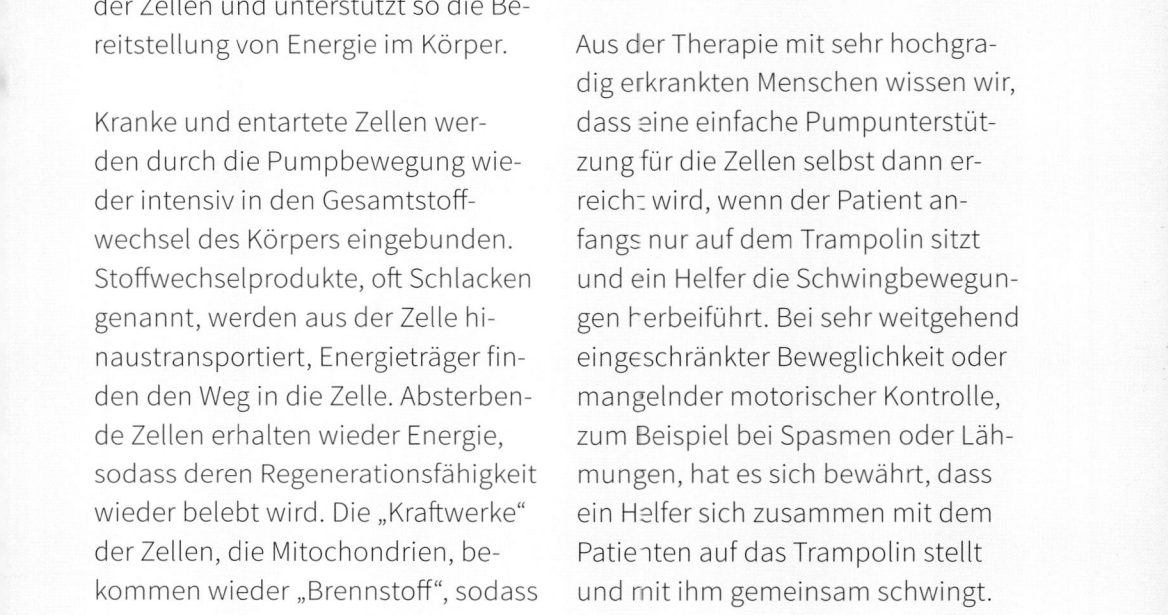

Kranke und entartete Zellen werden durch die Pumpbewegung wieder intensiv in den Gesamtstoffwechsel des Körpers eingebunden. Stoffwechselprodukte, oft Schlacken genannt, werden aus der Zelle hinaustransportiert, Energieträger finden den Weg in die Zelle. Absterbende Zellen erhalten wieder Energie, sodass deren Regenerationsfähigkeit wieder belebt wird. Die „Kraftwerke" der Zellen, die Mitochondrien, bekommen wieder „Brennstoff", sodass sie ihre Funktion, wenn sie noch nicht zu sehr geschädigt sind, wieder aufnehmen können. Diese mechanische Anregung hilft auch, dass Zellen, die unter Regulationsstarre leiden, ihren Spasmus überwinden.

Aus der Therapie mit sehr hochgradig erkrankten Menschen wissen wir, dass eine einfache Pumpunterstützung für die Zellen selbst dann erreicht wird, wenn der Patient anfangs nur auf dem Trampolin sitzt und ein Helfer die Schwingbewegungen herbeiführt. Bei sehr weitgehend eingeschränkter Beweglichkeit oder mangelnder motorischer Kontrolle, zum Beispiel bei Spasmen oder Lähmungen, hat es sich bewährt, dass ein Helfer sich zusammen mit dem Patienten auf das Trampolin stellt und mit ihm gemeinsam schwingt.

▌ Salz

Salz ist in Verruf geraten, weil unser normales Speisesalz reines NaCl (Natriumchlorid) ist. In der Fachliteratur wird erwähnt, dass die Aufnahme von mehr als 35 g von solchem Speisesalz pro Tag lebensbedrohend sei. Wir meinen auch nicht, dass man mehr von diesem Salz zu sich nehmen sollte, sondern empfehlen, den gesamten Salzverzehr im Haushalt auf unraffiniertes Meersalz oder Steinsalz umzustellen. Im unraffinierten Salz befinden sich viele Mineralien und Spurenelemente, fast alle Elemente dieser Erde, zwar in extrem geringer Menge, doch dem Körper sehr förderlich. In der Bibel steht: „Ihr seid das Salz der Erde." Römische Soldaten erhielten Salz als Salär, nicht Gold.

Unraffiniertes Salz ist so lebensfördernd, dass kein Mensch und kein Tier darauf verzichten kann. Die gesamte Geschichte der Menschheit zeigt den Wert des Salzes. Die alten Handelsstraßen wurden oft auch Salzstraßen genannt. Salz ist eines der ältesten Handelsgüter. Es gibt sehr viele Hinweise darauf, dass Salz

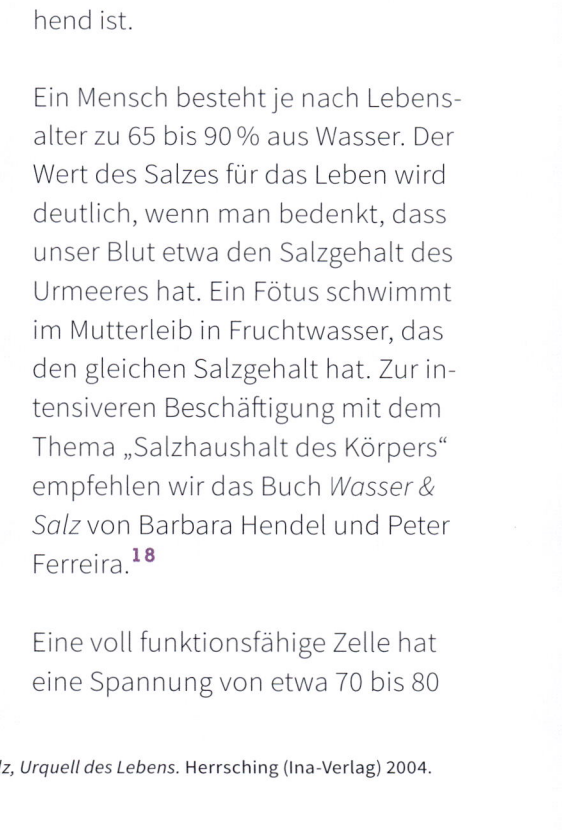

Unraffiniertes Meersalz enthält wichtige Elemente für den Körper.

sehr wertvoll und nicht lebensbedrohend ist.

Ein Mensch besteht je nach Lebensalter zu 65 bis 90 % aus Wasser. Der Wert des Salzes für das Leben wird deutlich, wenn man bedenkt, dass unser Blut etwa den Salzgehalt des Urmeeres hat. Ein Fötus schwimmt im Mutterleib in Fruchtwasser, das den gleichen Salzgehalt hat. Zur intensiveren Beschäftigung mit dem Thema „Salzhaushalt des Körpers" empfehlen wir das Buch *Wasser & Salz* von Barbara Hendel und Peter Ferreira.[18]

Eine voll funktionsfähige Zelle hat eine Spannung von etwa 70 bis 80

---

18 Barbara Hendel und Peter Ferreira: *Wasser & Salz, Urquell des Lebens.* Herrsching (Ina-Verlag) 2004.

Millivolt (mV). Diese Zellspannung kann ein Organismus nur erreichen, wenn seine Zellen ausreichend mit Mineralien versorgt werden. Es scheint so, dass das bei vielen Menschen nicht der Fall ist. In der Praxis begegnen uns viele Menschen mit einer Zellspannung von unter 50 mV. Bei ihnen werden im Regelfall Krankheiten manifest.

Der physiologisch richtige Salzgehalt des Körpers kann nur erreicht werden, wenn über die Nahrung ausreichend Salz zur Verfügung gestellt wird. Salzmangel führt dazu, dass der Energiefluss im Körper nicht angemessen stattfinden kann. Erst das Salz in einer Flüssigkeit ermöglicht es, dass Energie (Strom, Elektrizität) fließen kann. Sind zu wenige Salze in der Flüssigkeit, sinkt die Leitfähigkeit so weit, dass ein Mensch oder ein Tier trotz ausreichender Aufnahme von Energie aus Lebensmitteln sich sehr schlapp fühlt. Die Energie kann dann nicht an den Ort transportiert werden, an dem sie im Körper gebraucht wird.

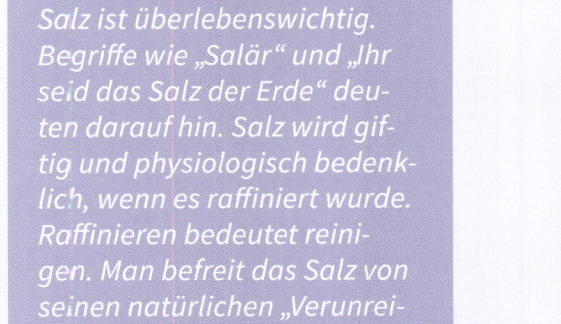

Salz ist überlebenswichtig. Begriffe wie „Salär" und „Ihr seid das Salz der Erde" deuten darauf hin. Salz wird giftig und physiologisch bedenklich, wenn es raffiniert wurde. Raffinieren bedeutet reinigen. Man befreit das Salz von seinen natürlichen „Verunreinigungen", weil über 90 Prozent des Salzes in industriellen Verfahren als reines NaCl benötigt wird. Wer sich in diese Fragen einarbeiten möchte, lese den Klassiker „Wasser & Salz" (siehe S. 96).

Deswegen gehört zur Prozessorientierten Therapie, morgens einen bis zwei Teelöffel einer Salzsole in einem Glas Wasser zu sich zu nehmen. Die Salzsole wird sinnvollerweise aus allerbestem Salz selbst hergestellt. Vor der Auswahl des Salzes sollte man das Buch *EM-Salz*[19] gelesen haben. Mit einer solchen Menge Salzsole wird der Energietransport im Körper abgesichert.

---

19   Teruo Higa und Ryuichi Chinen: *EM-Salz*. München (Goldmann Arkana) 2004.

▌ Nahrungsergänzungsmittel

Grundsätzlich braucht kein Mensch, der sich abwechslungsreich mit Frischkost ernährt und gesund ist, ein Nahrungsergänzungsmittel. Hat ein Patient jedoch ein Problem, kann man das als Hinweis dafür nehmen, dass doch ein Nahrungsergänzungsmittel angebracht ist. Bei der Auswahl des geeigneten Mittels steht in der Prozessorientierten Therapie als Erstes ein milchsaures Multimikrobenpräparat, weil Energiemangel mit der Äußerung als Krankheit zuerst vermuten lässt, dass das Verdauungssystem nur eingeschränkt funktioniert. Sonst stünde dem Körper ausreichend Energie zur Selbstheilung zur Verfügung. Die wichtigsten Helfer bei der Verdauung sind die Mikroben im Verdauungssystem. Die erwünschten Mikroben gilt es zu stärken. Weiterhin hat es sich oft als hilfreich erwiesen, mit pflanzlichen Mitteln (Flohsamen und andere Ballaststoffe) eine Darmreinigungskur begleitend über einen Zeitraum von etwa acht bis zehn Wochen durchzuführen. Danach könnten begleitend Mittel aus getrockneten Pflanzen, natürliche Vitamine und Enzyme (keine

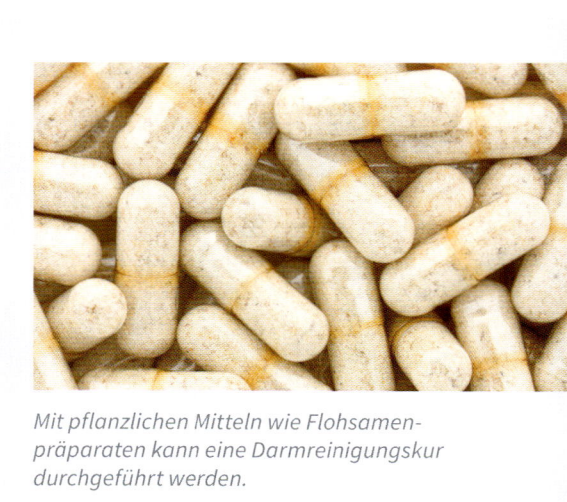

Mit pflanzlichen Mitteln wie Flohsamenpräparaten kann eine Darmreinigungskur durchgeführt werden.

naturidentischen, industriell hergestellten) eingesetzt werden. Erst im funktionsfähigen Darm können die Hilfen der Natur auch aufgenommen werden: Vitamine und Enzyme werden „bioverfügbar". Im Fachchinesisch spricht man bei solchen Verordnungen von „Orthomolekulartherapie": *„orthos"* stammt aus dem Griechischen und bedeutet richtig oder gut. Molekül leitet sich vom altenglischen *„molecula"* (zu lat. *moles*) ab, das so viel wie Masse oder Größe bedeutet. Im Deutschen bezeichnet es einen kleinsten Baustein. In dieser Form der Therapie sucht der Heiler die richtigen kleinsten Bausteine, die der Körper mit dem geringsten Aufwand möglichst energiesparend verwerten kann.

Homöopathika

Ziel eines Homöopathen ist es, einen ganzheitlichen Heilungsprozess einzuleiten. Während sich die Schulmedizin im Regelfall zuerst auf die Behandlung von Symptomen konzentriert, ermöglicht eine homöopathische Behandlung einen ganzheitlichen Ansatz. Ein Homöopath berücksichtigt zuerst die individuelle Disposition, die bisherige Lebens- und Krankheitsgeschichte und die besondere psychische Situation. Übrigens lehnt kein Homöopath in extremen Situationen die Hilfen der Schulmedizin ab. Sie hat sehr wohl ihre Berechtigung. Gerade in lebensbedrohenden Situationen können durch die Kombination der beiden

Medizinrichtungen helfende Effekte erzielt werden, die keine der beiden Medizinrichtungen allein erreichen würde. In England wird eine solche Kombination besonders in Krankenhäusern angewandt. So werden häufig durch Homöopathika unerwünschte Nebenwirkungen der schulmedizinischen Medikamente wesentlich gemildert und deren Hauptwirkung unterstützt. Aus den wenigen Worten wird wohl deutlich, dass hier eine gute medizinische Ausbildung und Erfahrung sehr nützlich sein können.

Perth® – Pulsierende Energie-Resonanz-Therapie

Perth® hat sich als letztes Glied in der Prozessorientierten Therapie sehr bewährt. Hinter diesem Wort versteckt sich eine Beeinflussung der Organe durch sehr schwache physiologisch pulsierende Magnetfelder. Ein Gerät, das diese Felder erzeugt, hat der Mediziner Prof. Dr. R. Werner entwickelt. Diese Therapie unterscheidet sich von anderen Magnetfeldtherapien dadurch, dass hier nur mit sehr schwachen Feldstärken gearbeitet wird, die nur ein Tausendstel bis zu einem Millionstel der Stärke des Erdmagnetfelds haben. Die Schwingungen wirken auf der Ebene der Zellen. Dahinter steht die Erkenntnis, dass jedes Organ eine besondere Schwingung braucht, um optimal arbeiten zu können. Mangelnde Organfunktion zeigt somit an, dass ein Organ nicht in seinem von der Natur vorgegebenen Schwingungsmuster pulsiert. Über das Perth®-Gerät erhält das Organ Hilfen, sein ihm eigenes Schwingungsmuster wiederzufinden, um zur Selbstheilung zu gelangen.

Prof. Dr. Werner arbeitet mit Wissenschaftlern zusammen, deren Aufgabe es war, russischen Raumfahrern Bedingungen zu verschaffen, dass sie auch bei langem Aufenthalt in der Schwerelosigkeit außerhalb des Erdmagnetfeldes möglichst keine langfristigen gesundheitlichen Schäden erleiden. Man brauchte also ein Gerät, das die Bedingungen der Erde so nachempfand, dass die Körperzellen nicht nur ihre Funktion behielten, sondern der Körper insgesamt nicht abbaute. Das im Weltraum auftretende Problem gleicht dem, das jemand hat, der über längere Zeit einen Arm oder ein Bein in Gips ruhiggestellt hat. Nach Abnahme des Gipses stellt man fest, dass während der Ruhigstellung die Muskelmasse und die Knochenmasse abgebaut wurden. Dieses Problem war mit Gymnastik allein nicht lösbar. Eine spürbare Verbesserung wurde erst durch pulsierende Magnetfelder erreicht. Mit Perth® werden die Zellen so in Schwingung versetzt, wie man es auch mit dem Schwingen auf dem Trampolin erreichen kann. Insbesondere bei schwer degenerativen Erkrankungen und eingeschränkter Mobilität ist Perth® eine sehr effiziente Möglichkeit, die Zellregeneration

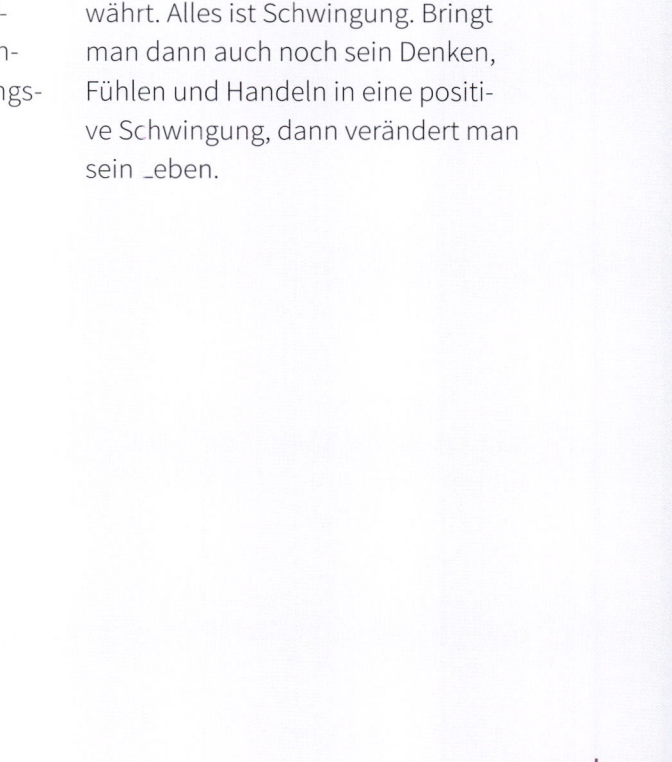

Mitunter reicht Sport zum Wiederaufbau von Muskelmasse nicht aus.

Fazit

Vertraut man der modernen Physik und den Erkenntnissen Einsteins, dass alles Schwingung sei, ergeben sich daraus neue Erkenntnisse, wie man ein Krankheitsgeschehen beeinflussen kann. Durch die Kombination von mehreren „sanften" medizinischen Methoden erhält der Körper sinnvolle Anregungen zur Selbstheilung. Die Anwendung der hier kurz beschriebenen Methoden hat sich bei der Behandlung nahezu aller degenerativen Prozesse bewährt. Alles ist Schwingung. Bringt man dann auch noch sein Denken, Fühlen und Handeln in eine positive Schwingung, dann verändert man sein Leben.

zu unterstützen und den Zellstoffwechsel anzuregen. Nur dann können die Lebensmittel und Nahrungsergänzungsmittel ihr Potenzial entfalten.

Literatur

Arnsten, A. F. T. and Goldman-Rakic, P. S.: *Noise Stress Impairs Prefrontal Cortical Cognitive Function in Monkeys. Evidence for a Hyperdopaminergic Mechanism.* In: Archives of of General Psychiatry, Vol. 55, No. 4, April 1998, S. 362

Bauer, Joachim: *Das Gedächtnis des Körpers. Wie Beziehungen und Lebensstile unsere Gene steuern.* Frankfurt am Main (Eichborn) 2002

Blaxter, M.: *Two worms are better than one.* In: Nature (2003) 426: 395–396

Darwin, F. (Ed.): *Charles Darwin. Life and Letters.* London (Murray) 1888, Dt. Übers.: Leben und Briefe. Stuttgart 1910

Groß, M.: *Exzentriker des Lebens. Zellen zwischen Hitzeschock und Kältestress.* Heidelberg (Spektrum) 1997

Hammes, Ernst: *EM-LÖSUNGEN kompakt – Teiche, Schwimmteiche, Koiteiche, Pools.* Neroth (Eifelkrone) 2006

Lamarck, Jean-Baptiste de Monet, Chevalier de: *Zoological Philosophie. An exposition with regard to the natural history of animals.* London (Macmillan) 1914. Facsimile of edition of 1914, New York (Hafner Publishing Co.) 1963

Lovelock, James: *Die Biographie unseres Planeten.* Frankfurt a. M. (Insel Verlag) 1981

Pennisi, E.: *A Low Number Wins the Gene Sweep Pool.* In: Science (2003) 300: 1484

Pennisi, E.: *Gene Counters Struggle to Get the Right Answer.* In: Science (2003) 301: 1040–1041

Pennisi, E.: *Sequences Reveal Borrowed Genes.* In: Science (2001) 294: 1634–1635

Ruby, E., Henderson, B. et al.: *We Get By with a Little Help from Our (Little) Friends.* In: Science (2004) 303: 1305–1307

Spencer, L. J. and Snow, A. A.: *Fecundity of transgenic wild-crop hybrids of Cucurbita pepo (Cucurbitaceae): implications for crop-to-wild gene flow.* In: Heredity (2001) 86: 694–702

Strube, Jürgen und Stolz, Peter: *Lebensmittel vermitteln Leben – Lebensmittelqualität in erweiterter Sicht.* Fulda (KWALIS) 2004

Takamatsu, H., Noda, A. et al.: *A PET study following treatment with a pharmacological stressor, FG7142, in conscious rhesus monkeys.* In: Brain Research 980 (2003), S. 275–280

Thomas, J. A., Telfer, M. G. et al.: *Cooperative Losses of British Butterflies, Birds, and Plants and the Global Extinction Crises.* In: Sience (2004) 303: 1897

Weddington, C. H.: *The Evolution of an Evolutionist.* Edinburgh 1975

Literatur zur Funktion der Mikroben bei der Entwicklung des Lebens

Blech, Jörg: *Leben auf dem Menschen – Die Geschichte unserer Besiedler.* Reinbek (Rowohlt) 2004

Jörg Blech bleibt – im Gegensatz zu Konemann – ernst, schildert jedoch ebenso verständlich die Zusammenarbeit von Mikroben zum Schutz oder zur Belastung der Menschen.

Hartwig, Norbert: *Kefir & Göttertrank.* Caducee Edition GmbH 2004

Warum sind Joghurt, Sauerteigbrot oder Sauerkrautsaft so gesund? Diese Frage beantwortet Norbert Hartwig mit viel Engagement. Offen bleibt sein Verständnis über den Einfluss des Bodens auf das Verdauungssystem, trotzdem sehr lesenswert. Das Buch fördert das Verständnis, warum die Menschheit seit Jahrhunderten auf milchsaure Lebensmittel schwört.

Henning, Erhard: *Geheimnisse der fruchtbaren Böden.* Xanten (Organischer Landbau-Verlag) 2002

Erhard Henning vermittelt sein umfassendes Wissen über die Erkenntnisse der Bodenkundler und Humusforscher, die insbesondere in den 50er-Jahren führend waren. Henning kombiniert deren Wissen mit aktuellen Erfahrungen von vielen heute tätigen Boden- und Humusforschern.

Konemann, Elmer W.: *Am anderen Ende des Mikroskops.* Heidelberg (Spektrum Akademischer Verlag) 2003

Der emeritierte Professor für Mikrobiologie Elmer Konemann erfüllt sich mit dem Buch über einen fiktiven Mikrobenprozess einen Lebenstraum: Er wollte schon immer Mikrobiologie für jedermann verständlich machen. Die Mikroben treffen sich zum Weltkongress, weil sie vermuten, dass die Benennung des „Homo sapiens" falsch ist. Sie diskutieren die Umbenennung des Menschen in wissenschaftlicher Manier. Wäre der Mensch wirklich „sapiens", also weise, ginge er anders mit den Mikroben um. Ich habe selten so viel gelacht und gleichzeitig von den Mikroben verstanden.

Pommeresche, Herwig: *Humussphäre, Humus – Ein Stoff oder ein System?* Xanten (Organischer Landbau-Verlag) 2004

Herwig Pommeresche lebt in Norwegen, wo in früheren Zeiten die Bauern unter jede Kartoffel einen Hering als Pflanzennahrung in den Boden legten. Er entwickelt eine bestechende Logik der Umsetzung organischer Substanz zum Wohl von Pflanze, Mensch und Tier.

Rusch, Hans Peter: *Bodenfruchtbarkeit. Eine Studie biologischen Denkens.* Xanten (Organischer Landbau-Verlag) 2004

Hans Peter Rusch, Humanmediziner und Entwickler des Arzneimittels Symbioflor zur Wiederbelebung von menschlichen Verdauungstrakten nach Einnahme eines Antibiotikums, ist der Begründer des biologischen Anbauverbandes „Bioland". Das vorliegende Werk ist eine Grundlage für den organischen Landbau. Ein „Muss" für jeden, der den Boden verstehen will.

Rusch, Volker: *Bakterien – Freunde oder Feinde?* Stuttgart (Urania Verlag) 1999

Volker Rusch ist der Sohn von Hans Peter Rusch und promovierter Mikrobiologe. Er bringt dem Leser die Mechanismen der Mikroben in Verdauungstrakten und den Aufbau des Immunsystems in sehr lesbarer Form nahe.

Schneider, Gunther Wolfgang: *Biotop Mensch, Paradigmenwandel in der Medizin.* Zu beziehen über: Forum Biotop Mensch, Kaiserallee 4, 30175 Hannover

Gunther Wolfgang Schneider ist Heilpraktiker. Er fördert für jeden Leser die Erkenntnis, dass unsere übliche Auffassung über die Einbindung des Menschen in die gesamte Welt überdenkenswert ist.

➤ EM-Spezialliteratur

Hammes, Ernst: *EM-Lösungen – Der Kreislauf des Lebens.* tosa Verlag 2015

Ernst Hammes, Mitbegründer der EM-Bewegung in Deutschland, gibt in diesem 112-seitigen Buch einen umfassenden Überblick über die Möglichkeiten, EM einzusetzen. Er wendet sich an die Leser, die schnell und wissenschaftlich erfassen wollen, warum EM in so vielen Bereichen wirken kann.

Hammes, Ernst und van den Höövel, Gisela: *EM-Lösungen – Haus & Garten.* tosa Verlag 2015

Ernst Hammes und Gisela van den Höövel begleiten EM seit Beginn der Bewegung in Deutschland 1998. Sie fassen ihr solides Anwenderwissen in einprägsamer Sprache so zusammen, dass jeder, der das Buch gelesen hat, bei sich zu Hause mit der Anwendung von EM beginnen kann. Gleichzeitig führen die Autoren den Leser behutsam in die Grundlagen der Symbioselenkung ein, sodass sich ein praktisches Verstehen für die EM-An-wendung einstellt.

Higa, Teruo: *Eine Revolution zur Rettung der Erde.* Xanten (Organischer Landbau-Verlag) 2003

Teruo Higa, Gartenbauprofessor auf Okinawa, Japan, legt dar, wie er die EM fand und warum er EM1 nicht patentieren ließ. Anhand vieler Beispiele zeigt er auf, dass EM tatsächlich viele Dinge beeinflussen kann, die uns heute als Umweltprobleme bekannt sind.

Higa, Teruo: Effektive Mikroorganismen – Unsere Perspektive: 30 Jahre EM-Technologie von den Anfängen bis Fukushima, Bremen (edition EM Verlagsgesellschaft mbH), 2013

Higa zeigt auf, wie sich die EM-Technologie über die Welt verbreitet hat. Vieles klingt immer noch unglaublich, wie dass Radioaktivität verringert werden kann. Aber man kann die Projekte aufsuchen und stellt dabei fest, dass die Menschen sich die Arbeit machen und viel EM herstellen und benutzen. Die EM-Technologie und die Betrachtung der Natur aus der Perspektive der Mikroben haben ihre Logik und offensichtlich Erfolg.

Higa, Teruo und Chinen, Ryuichi: *EM-Salz. Vitalität und Gesundheit durch reines Salz und Effektive Mikroorganismen.* Aus dem Japanischen von Wolfgang Höhn und Mariko Sakai. Heimerzheim (edition EM) 2014

Prof. Higa und sein Mitautor führen in diesem Buch sehr viele Beispiele an. Sie vergessen jedoch nie, die dahinter stehende Logik der Natur offenzulegen. So hat der Leser viele Chancen, seine eigenen Gedankengänge zu überprüfen.

Lorch, Anne: *EM – Eine Chance für unsere Erde.* Xanten (Organischer Landbau-Verlag) 2013

Anne Lorch gibt einen breiten Überblick über sinnvolle Technologien für Landwirtschaft und Umwelt und gleichzeitig einen praktischen Einblick in die Anwendungsbreite von EM.

Mau, Franz-Peter: *EM.* München (Goldmann) 2011

Franz-Peter Mau hat in seinem EM-Buch einer zusammenfassende Betrachtung der EM-Erfahrungen in Deutschland und Europa 2011 überarbeitet. Man gewinnt einen guten Überblick, wie EM verwendet werden kann.

➤ **Literaturempfehlungen**

Kiontke, Siegfried: *Physik biologischer Systeme – Die erstaunliche Vernachlässigung der Biophysik in der Medizin.* Vitatec Medizintechnik 2006

Wollen Sie verstehen, warum Homöopathie und Schwingungsmedizin funktionieren? Wollen Sie wissen, warum Sie in einer angenehmen Umgebung so leistungsfähig sind?

Dr. Siegfried Kiontke ist Physiker und wundert sich, warum heute in der Medizin zum Beispiel Computer und Flüssigkeitskristallbildschirme benutzt werden, aber in der Ausbildung so gut wie nie auf die durch Einstein begründeten physikalischen Grundlagen eingegangen wird. Die

Quantenphysik, also die Physik, die es den Menschen erlaubt, auf den Mond zu fliegen und Computer zu benutzen, bleibt bei der Ausbildung der Mediziner außen vor. Die meisten Menschen und die meisten Ärzte glauben immer noch, dass feste Stoffe fest sind und verdrängen den Gedanken, dass alles Schwingung ist.

Der Autor beschreibt für den durchschnittlich wissenschaftlich interessierten Normalbürger in lesbarer und nachvollziehbarer Form, warum es sinnvoll sein könnte, auf Schwingungen technischer und psychischer Art zu achten. So gewinnen sowohl Elektrosmog wie auch die natürliche Umgebungsstrahlung beim Mediziner und auch beim Laien eine konkrete Bedeutung.

War Ihnen klar, dass jeder Mensch täglich etwa 5000 Kilokalorien (kcal) als Geschenk aus der Atmosphäre bekommt und nur etwa 2500 kcal aus der Nahrung zu sich nimmt? So erklärt sich zum Beispiel, warum einige Naturvölker bei minimaler Aufnahme von Energie über die Nahrung trotz großen Kalorienverbrauchs munter und zufrieden leben. Nach den Theorien unserer Ernährungswissenschaft wären diese Völker rein rechnerisch verhungert und somit tot.

Für denjenigen, der wirklich erkennen will, welche großen Fortschritte die Wissenschaft uns in den letzten 50 Jahren gebracht hat, ist es anregend, auf so plastische Art und Weise in die Grundlagen der Physik einzusteigen. Wir erkennen immer genauer, wie unsere Welt funktioniert und welche nachweisbaren Naturgesetze unser Leben bestimmen. Nutzt man diese Erkenntnisse, wird das Leben immer einfacher und preiswerter.

Kiontke zeigt den Bewe s der Wissenschaft, dass wir alle in einem gemeinsamen Feld schwingen. Störungen dieses Feldes, verursacht durch jeden selbst oder auch durch die Technik, beeinflussen das

Wohlbefinden aller. Diese Erkenntnis setzt er selbst in seinem Unternehmen in Medizintechnik um und entwickelt und verkauft Geräte zur Nutzung der Schwingungsmedizin. Der Umfang der Hinweise auf seine wirtschaftliche Tätigkeit ist gering. Angenehm ist, dass er allen heutigen Methoden, Menschen medizinisch zu versorgen, ihre Wichtigkeit lässt und weder der Schulmedizin noch den alternativen Methoden ihren Wert abspricht. Er stellt natürlich die Frage, ob es sinnvoll ist, so häufig, wie heute üblich, auf chemische Art und Weise in Heilprozesse einzugreifen. Preiswerte und sehr wirksame Alternativen sind vorhanden und der Leser wird sich nach der Lektüre dieses Buches bestimmt öfter mit großem Vertrauen an alternativ arbeitende Mediziner wenden, wenn er Hilfe braucht. Mit Sicherheit werden solche Patienten ihren Arzt oder Heilpraktiker mit Fragen dazu bringen, sich noch individueller mit ihnen zu befassen.

Jeder Leser dieses Buches wird aber auch verstanden haben, wie er die ihm innewohnenden Heilkräfte selbst aktivieren kann.

Lipton, Bruce, Ph. D: *Intelligente Zellen.* Burgrain (Koha Verlag) 2007

Die Tatsache, dass rote Blutkörperchen keinen Zellkern haben und trotzdem ihre Aufgabe im Menschen und im Tier sehr gut erfüllen, hat Bruce Lipton, Professor für Zellbiologie und Medizin, dazu verleitet, sich mit Zellen ohne Zellkern zu beschäftigen. Als Schüler hatte er unter dem Mikroskop beobachtet, dass ganz einfache Lebewesen ohne Zellkern, wie Amöben, sehr sinnvolle und intelligente Aktivitäten entfalten: Sie können trotzdem auf Futter zuwandern und vor Gefahr fliehen. Das sind intelligente Leistungen. Später beobachtete er, dass auch Zellen, deren Zellkern er entfernte, weiterlebten. Da begann die Vermutung, dass nicht der Zellkern inklusive der Gene das „Gehirn" der Zelle ist, da dieser von höher entwickelten Zellen nur zur Zellteilung benötigt wird. Deswegen vergleicht Lipton den Zellkern mit den Keimdrüsen. Lipton und andere Forscher haben herausgefunden, dass die Zellmembran, also die extrem dünne Außenhaut der Zelle, das eigentliche Steuerungselement (quasi das Gehirn) der Zelle ist. Dort empfängt die Zelle die Reize der Umwelt und gibt diese Informationen an die Organe im Inneren der Zelle als Steuerungsbefehle weiter. Die Membran, so wird deutlich, gleicht im Aufbau einem Computerchip. Dorthin gelangen Reize der Umwelt wie über die Tastatur des PC. Der Chip sucht sich nach dem Reiz über die Tastatur aus den Programmen dann die Teile heraus, die er zur Verarbeitung des Befehls braucht. Das Programm respektive der Zellkern kann allein gar nichts. Er braucht die Reize und deren sinnvolle Verarbeitung und dient praktisch nur als Speicher für Lösungsmöglichkeiten.

Daraus zieht Lipton sehr spannende Schlüsse und zeigt auf, wie die Umwelt unser Leben beeinflusst und prägt. Er zeigt die Dummheit auf, die hinter den aktuellen Genmanipulationen steckt, und führt für den interessierten Leser an sehr aufschlussreiche Quellen aus der internationalen neueren Forschung heran, die man auch gut überprüfen kann. Er geht so weit, dass er Forschungsergebnisse zitiert, die zeigen, dass ein Neugeborenes unter den ersten Eindrücken des Lebens Potenziale seiner DNS öffnet oder auch verschließt. Er nähert sich dem

Beweis, dass in jedem Menschen das gesamte Potenzial des Kosmos steckt.

Das Buch ist spannend wie ein guter Roman und auch ebenso leicht verständlich geschrieben. Es führt den Leser wirklich in die neue Zeit. Darwins Aussage, dass sich alles nur im Kampf entwickelt, wird widerlegt, und jeder erkennt im Laufe der Lektüre, dass Kooperation und Gemeinsamkeit der Motor der Entwicklung des Lebens auf der Erde ist. Es ist wunderbar, wie Lipton die Hoffnung auf eine andere Welt verstärkt.

Fett macht klug und ist gesünder als man denkt

Nina Teichholz: *„The Big Fat Surprise: Why Butter, Meat and Cheese Belong in a Healthy Diet."* New York (Simon & Schuster) 2014

„Die große Fette Überraschung: Warum Butter, Fleisch und Käse in eine gesunde Ernährung gehören"
Die Journalistin Nina Teichholz aus New York verdient ihr Geld als Restauranttesterin und nimmt während ihrer Recherchen viel fette Nahrung zu sich. Trotzdem nimmt sie dabei ab und ihr Cholesterinspiegel bleibt unten. Das nahm sie zum Anlass, zahlreiche wissenschaftliche Studien noch einmal auszuwerten. Ihr Ergebnis: Die Wissenschaft weiß schon viele Jahre, dass der Ratschlag, möglichst Fett zu vermeiden, Unsinn ist. Entsprechende Aussagen machen ja auch Gulia Enders in ihrem Buch „Darm mit Charme" und auch Dr. Perlmutter in seinem Buch „Dumm wie Brot". Das große Ernährungsproblem unserer Zeit ist, dass in vielen vorverarbeiteten Lebensmitteln Kohlenhydrate versteckt sind, die physiologisch wie Zucker wirken. Diese tickern die Bauchspeicheldrüse an und der Kohlenhydratüberschuss wird als Fett eingelagert. Unser Hirn und unsere Nerven bestehen zu fast 90 % aus Fett. Zur Bildung der Nerven brauchen wir aber möglichst wenig verarbeitete Fette, Butter, Schmalz, native Öle. Nina Teichholz zieht das Fazit: Gegen gesättigte Fettsäuren zu kämpfen, hat uns nicht gesünder gemacht.

Das Buch stand auf der Bestsellerliste der *New York Times*, ist aber zum Zeitpunkt der Überarbeitung des Buches noch nicht auf Deutsch erschienen. Positiv wird in der deutschen Literatur bisher nur Fett aus Fisch bewertet: Dieses Fett wirke positiv auf unsere Nervenleistungen.

Ernst Hammes und Gisela van den Höövel

Ernst Hammes ist pensionierter Landwirtschaftsberater. Nach dem Studium der Landwirtschaft war er Referendar in Schleswig-Holstein, machte eine pädagogische Ausbildung in Stuttgart, war dann Landwirtschaftsberater im Kreis Vechta in Niedersachsen und wechselte später zur Landwirtschaftskammer nach Bonn. In einem sehr vielfältigen Berufsleben lernte er alle Bereiche der Landwirtschaft kennen. Seit über 20 Jahren ist das Bodenleben sein Steckenpferd. Als er 1998 EM, die *Effektiven Mikroorganismen*, kennenlernte, wusste er sofort: Das ist die Lösung für Landwirtschaft und Umwelt. Es folgten mehrere Studienaufenthalte im In- und Ausland und Vorträge bei nationalen und internationalen EM-Wissenschaftstagungen.

Hammes schrieb zahlreiche Fachartikel, gründete den EM e.V. mit und arbeitete mit am EM-Buch von Franz Peter Mau. Nach seiner vorzeitigen Pensionierung baute er die Ausbildung zum zertifizierten EM-Berater mit auf. Zusammen mit seiner Ehefrau Gisela van den Höövel, die wegen ihrer vielfältigen EM-Erfahrung auch in der Beraterausbildung tätig war, hat er ein eigenes Umwelt-Beratungsunternehmen für Haushalte, Landwirtschaft und Industrie gegründet. Bundesweit halten sie Vorträge und Seminare zu EM. Sie vermitteln auch EM-Fachleute aus vielen unterschiedlichen Bereichen für Beratungen, Vorträge und Seminare. Außerdem schreibt Ernst Hammes seit 2006 erfolgreich Sach- und Praxisbücher zum Thema EM.

Mehr unter:
www.umwelt-lebensberatung.de

Das Buch

Die Verfasser geben weder direkt noch indirekt medizinische Ratschläge, noch verordnen sie eine Diät ohne medizinische Beratung als Behandlungsform für Krankheiten. Ernährungsfachleute und andere Experten auf dem Gebiet der Gesundheit und Ernährung vertreten unterschiedliche Meinungen. Es werden weder Diagnosen gestellt noch Verordnungen erteilt. Die Zielsetzung dieser Veröffentlichung liegt lediglich darin, Erfahrungen und Informationen aus der Wissenschaft anzubieten und die Zusammenarbeit des Lesers mit dem Arzt zu beiderseitigem Nutzen zu unterstützen.

Die Aussagen der Autoren beruhen auf Erfahrung und einem ausgiebigen Literaturstudium. Lesen Sie selbst in den Literaturquellen nach und bilden Sie sich eine eigene Meinung.

Verantwortung für Ihr Handeln können und wollen die Autoren und der Verlag nicht übernehmen.

Probiotika und Nahrungsergänzungsmittel, die man ohne Rezept erwerben kann, verstehen wir als Hausmittel. Hausmittel zu verwenden ist nicht immer ungefährlich. Eine Mutter, die ihr Kind mit Hausmitteln behandelt, greift auf die Erfahrung der Vorfahren zurück oder auf Erkenntnisse, die in der Literatur beschrieben werden, und erzieht sich zur genauen Beobachterin.

Hausmittel zu benutzen heißt, die Verantwortung selber zu übernehmen und die Körperreaktionen sorgfältig zu beobachten. Wenn man sich nicht sicher ist, sollte man sich an jemand wenden, der in Gesundheitsfragen ausgebildet ist, also an einen Heilpraktiker, Arzt oder Apotheker.

Genehmigte Lizenzausgabe

tosa GmbH
Industriestraße 19
64407 Fränkisch-Crumbach 2015
www.tosa-verlag.de

ISBN 978-3-86313-513-3

Layout, Satz und
Umschlaggestaltung:
design cat GmbH

Bildnachweise

Foto mit freundlicher Genehmigung:
– Dr. Christoph Dornbusch, Fa. Agrarkonzept, Seite 52

Shutterstock:

9nong 65/Africa Studio 63/Africa Studio 70/ Alliance Cover Back/Aigars Reinholds 12/ Alexilus 38/altanaka 71/anyaivanova 33/ anyaivanova 22/arka38 13/baki 99/blackboard1965 85/BlueSkyImage 101/Brejnan 106/chuhail 95/Creativa Images 73/Dabarti CGI 20/David Smart 98/Detelina Petkova 17/ Ethan Daniels 16/Eugene Chernetsov 11/ifong 45/ifong 75/ifong _frgst 75/Image Point Fr 25, 86/Imageman 77/Inge Jansen 68/Johan Larson 96/Joshua Resnick 29/Juan Gaertner 82/KieferPix 53/koosen 74/kostasgr 88/ktsdesign 81/kurhan 62/Lisa F. Young 76/Maksim Shmeljov 93/Maridav 37/Maridav 69/Maya-2008 40/michaeljung Cover, 2–3/Monkey Business Images Cover Back, 94/Mopic 91/ Natalia Klenova 79/Nicku 14, 21/Piotr Marcinski 84/racorn 8/S.Borisov 59/Sayanjo65 90/Sebastian Kaulitzki 72/Shelli Jensen 48/ Tischenko Irina 67/Tish1 36/UGREEN 3S 23/vvvita 7/wavebreakmedia 78/wavebreakmedia Cover Back 80, 92/Zurijeta 56